はじめてでも
やさしい

モニター心電図

装着の手順から波形の読み方まで

Gakken

著者紹介
林　敏雅（はやし としまさ）

2004年　関西医科大学卒業
　同　　大阪医科大学附属病院臨床研修医
2006年　大阪医科大学附属病院救急医療部レジデント
2008年　大阪医科大学附属病院救急医療部，大阪医科大学救急医学教室助教
2012年　医療法人愛仁会千船病院救急診療部
2013年　医療法人愛仁会千船病院救急診療部医長
　　　　日本救急医学会救急科専門医

第3章「波形の異常を知る」の心電図波形の変化を，アイコンを使って以下のように表現しています．

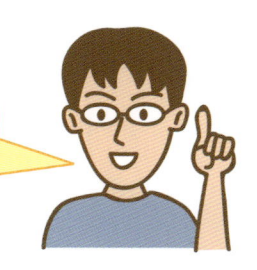

規則正しい，正常，一定

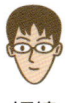

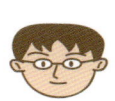

短縮

幅広

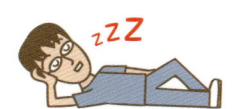

間隔延長

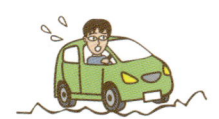

頻拍，小刻みな揺れ

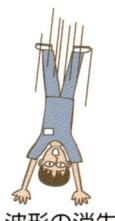

波形の消失，脱落

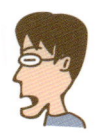

延長，深い

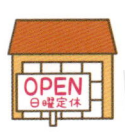

規則的

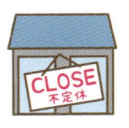

不規則

編集担当　　　　　　　：黒田周作
カバー・表紙・本文デザイン：糟谷一穂
DTP　　　　　　　　：センターメディア，学研メディカル秀潤社制作室
表紙イラスト　　　　　：橋本　豊
本文イラスト　　　　　：橋本　豊，日本グラフィックス，あかえばし洋子，青木　隆
撮影協力　　　　　　　：愛仁会千船病院
写真撮影　　　　　　　：ニューメディアランドマツバラ

はじめに

　本書はモニター心電図に携わる看護師の皆さん向けの入門書です．
　モニター心電図は，24時間リアルタイムで患者さんの状態を観察することができ，容態の変化をいち早く知ることができます．
　医療の現場では高齢者や高血圧・心疾患を合併する患者さんが多くなっており，ICUや手術室，循環器科以外の科に勤務する看護師の方々にも心電図の知識が必要となってきています．医師よりも患者さんのそばにいる看護師の皆さんには，モニター心電図によって異常や急変を知り，いち早く患者さん自身の状態を観察し，正しく医師に伝えることが求められています．
　そういったなかで最低限の判断（心停止の波形や対応）は覚えていただく必要があります．しかし，心電図を診断し，病名を付けなければならないというわけではありません．
　心電図から状態を予想すること，心電図の変化を見逃さないようにすること，報告時に心電図の診断名がつけられない場合には，心電図の評価を適切に伝えられるようになっていただけたらいいなと思っています．
　たとえば，補充調律かどうかの判断がつかないが「P波が判断できなくて，幅の広いQRS波がでていて徐脈です」といった感じです．
　この「はじめてでもやさしい」シリーズは，病院各部署の看護業務を，処置・治療・ケア別に分けて，実際の看護業務をとらえたシリーズです．新人看護師の皆さんや，はじめて配属された外来や病棟での業務をこれからはじめる看護師の皆さんが，学ぶべき基本的な処置や検査，治療・ケアの知識と技術について，わかりやすい文章と写真，イラストによって解説しています．
　本書では，モニター心電図をはじめて学ぶ看護師の皆さんに向けて，モニター心電図の準備，波形の読み方の基礎知識から，波形異常ごとの原因と対応，特徴的な波形の疾患と緊急時の対応について解説しています．経験の浅い看護師の皆さんが心電図に親しみ，理解し，早くひとり立ちできるようイメージして書かれています．とくに新人看護師の皆さんにも理解できるよう，できるだけわかりやすく実践的にまとめられています．
　心電図は耳慣れない言葉が出てきて，取っつきにくい感じを受けるかもしれませんが，本書によって，モニター心電図を取り扱う多くの看護師の皆さんに，苦手意識をなくして理解を深めていただきたいと思います．そして多くの患者さんが，安心して治療・検査を受けられるようになれば幸いです．
　誌面だけではわかりにくいこともあるかもしれません．困ったなって思われたら，下記のEメールアドレスまでご一報いただければと思います．可能な範囲で林が対応させていただきます．林にもわからないことはたくさんありますから，十分な返信ができないこともあるかもしれません．楽しいディスカッションが少しでもできればと思いますので，あまり身構えず気楽にメールをください．

2014年6月

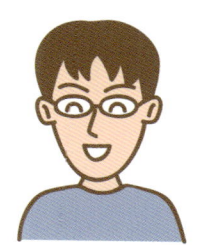

林　敏雅

to.hayashi2007@gmail.com

第1章 モニター心電図の準備と付け方

❶ 物品の準備から電極の装着
- 2 必要物品の確認をします
- 3 必要物品の病室への持ち込み
- 4 電極装着の手順
  - 緊急時の装着位置

❷ モニターの確認
- 8 モニターの確認をします
  - ベッドサイドモニターとセントラルモニターの連携
  - 電極装着後のノイズとアーチファクト混入の確認
  - リード線のチェック
- 11 特別な誘導の設定

❸ アラーム対応
- 12 アラーム対応（不整脈アラーム，警戒アラーム，注意アラーム）
  - アラームについて
  - アラームの例

第2章 心電図波形の読み方

❶ 心電図波形の読み方の基本
- 16 心臓の電気の伝わり方
- 17 基本波形の理解
- 18 正常洞調律の理解
  - 正常洞調律
  - 心臓の興奮
- 19 心電図の波形の間隔と心拍数
- 20 モニターの見方

第3章 波形の異常を知る

❶ P波正常，QRS波正常，PQ時間正常
- 22 P波正常，QRS波正常，PQ時間正常 ➡ 正常洞調律（sinus rhythm）

❷ PP間隔短縮
- 23 PP間隔短縮（ただし，洞調律でP波，QRS波，T波が同頻度で出現）➡ 洞性頻脈

❸ PP間隔の延長
- 24 PP間隔の延長 ➡ 洞性徐脈

❹ P波の異常①：P波消失
- 25 PP波消失 ➡ 洞停止（洞結節での刺激発生の一時中断→洞結節と心房間の伝導障害）

❺ P波の異常② P波消失，PP間隔延長
- 26 P波消失，PP間隔延長 ➡ 洞房ブロック（洞結節と心房の間の伝導障害）

❻ P波の異常③ 早いP波の出現
- 27 早いP波の出現 ➡ 上室性期外収縮（心房あるいは房室接合部からの異所性刺激による心房収縮）

❼ P波の異常④ P′波の出現＋幅広のQRS波
- 28 P′波の出現＋幅広のQRS波 ➡ 上室性期外収縮変行伝導（期外収縮による伝導が，右脚の不応期にあたることで起こる現象）

❽ P波の異常⑤ P′波は出現するが，それに続くQRS波がない
- 29 P′波は出現するが，それにつづくQRS波がない ➡ 非伝導性上室性期外収縮（期外収縮による伝導が，房室伝導系の不応期にあたることで起こる）

❾ P波の異常⑥ P波消失，f波出現，RR間隔不規則
- 30 P波消失，f波出現，RR間隔不規則（心房筋が350回/分以上の高頻度で不規則な興奮と収縮を行う上室性の頻拍）➡ 心房細動（Af）

10 P波の異常⑦ P波不明瞭，QRS波正常か延長，RR間隔は短く規則的

32 P波不明瞭，QRS波正常か延長，RR間隔は短く規則的➡発作性上室性頻拍（PSVT）

11 P波の異常⑧ P波消失，F波出現，RR間は規則的

34 P波消失，F波出現，RR間隔は規則的
➡心房粗動（AF）（心房が規則的に250～350回/分で，規則正しく興奮する上室性の頻拍）

12 P波の異常⑨ P波がない，幅広いQRS波

35 P波がない，長い休止期，幅広いQRS波
➡心室補充収縮（ventricular escape beat）

13 QRS波の異常① 予測より早く出現するQRS波，先行するP波がない，幅広いQRS波

36 QRS波の異常①➡心室性期外収縮（PVC）
（心室から生じる期外収縮（基本調律よりも早期に収縮が生じること））

14 QRS波の異常②幅広いQRS波の連発

38 QRS波の異常②➡心室頻拍（VT）（幅広い（0.12秒以上）QRS波の連発，心拍数120回/分以上の頻拍）

15 P波，QRS波，T波なし

39 P波，QRS波，T波なし
➡心室細動（ventricular fibrillation：VF）

16 PQ時間の延長

40 PQ時間の延長➡Ⅰ度房室ブロック
（first degree AV block：Ⅰ°AVB）

17 PQ時間が徐々に延長，QRS波脱落

41 PQ時間が徐々に延長，QRS波脱落➡Ⅱ度房室ブロック（second degree AV block：Ⅱ°AVB）ウェンケバッハ型（①Wenckebach type）またはモービッツⅠ型波形

18 PQ時間一定，突然のQRS波脱落

42 PQ時間は一定，突然のQRS波脱落➡Ⅱ度房室ブロック（second degree AV block：Ⅱ°AVB）モビッツⅡ型（②Mobitz typeⅡ AV block）

19 PP間隔一定，しばしばQRS波が脱落

42 PP間隔一定，しばしばQRS波が脱落➡高度房室ブロック（advanced AV block）

20 P波とQRS波の間隔がバラバラ

44 P波とQRS波の間隔がバラバラ➡Ⅲ度房室ブロック（third degree AV block：Ⅲ°AVB）（完全房室ブロック）

21 幅広いR波

45 V_5，V_6で幅広いR波，V_1，V_2では幅広で深いS波
➡左脚ブロック（left bundle branch block：LBBB）

22 rsR'波

46 rsR'波➡右脚ブロック
（right bundle branch block：RBBB）

23 非常に幅の広いQRS波

47 非常に幅の広いQRS波が不規則に出現
➡無脈性電気活動（pulseless electrical activity：PEA）

24 PQ時間短縮，デルタ波の存在，QRS波幅延長

48 PQ時間短縮，デルタ波の存在，QRS波幅延長
➡WPW症候群（Wolff-Parkinson-White syndrome）

25 ほぼ平坦な一本線

50 ほぼ平坦な一本線➡心静止（asystole）

はじめてでもやさしい モニター心電図 CONTENTS

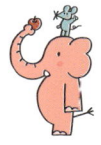

- **26 QRS波の異常① QRS波が基線を中心にしてねじれて回転**
  - 51 QRS波が基線を中心にしてねじれて回転
    ➡ トルサード・ド・ポアンツ（torsades de pointes：TdP）
- **27 QRS波の異常② 右脚ブロック様QRS波, ST上昇**
  - 52 右脚ブロック様QRS波, ST上昇
    ➡ ブルガダ症候群（Brugada syndrome）
- **28 T波とR波の直前にP波**
  - 53 T波とR波の直前にP波
    ➡ ジギタリス中毒（digitalis intoxication）
- **29 アーチファクト**
  - 54 接触不良
  - 54 体動による揺れ
  - 55 体動による揺れ（歯磨きVT）
  - 55 呼吸による変動
  - 55 交流障害
- **30 ペースメーカーの作動様式**
- **31 電気刺激（スパイク）の直後に続く幅広いQRS波**
  - 57 電気刺激（スパイク）の直後に続く幅広いQRS波
    ➡ ペースメーカー心電図VVI
- **32 スパイク直後にP波およびQRS波**
  - 58 スパイク直後にP波およびQRS波
    ➡ ペースメーカー心電図②DDD

第4章 疾患に特徴的な波形

- **1 狭心症**
  - 60 狭心症
- **2 急性心筋梗塞**
  - 61 急性心筋梗塞
- **3 拡張型心筋症**
  - 62 拡張型心筋症
- **4 高カリウム（K）血症**
  - 63 高カリウム血症
- **5 低カリウム（K）血症**
  - 64 低カリウム（K）血症
- **6 高カルシウム（Ca）血症**
  - 65 高カルシウム（Ca）血症
- **7 低カルシウム（Ca）血症**
  - 66 低カルシウム（Ca）血症

第5章 緊急時の対応

- **1 心停止につながる4つの波形**
  - 68 電気ショック適応群
  - 69 電気ショック非適応群
- **2 心停止発見時の対応**
  - 70 一次救命処置の手順
- **3 モニター異常時の報告の仕方**
  - 75 5W1H
  - 76 SBAR

0 心電図波形一覧

✪ P波正常，QRS波正常，PQ時間正常 ➡ 正常洞調律（sinus rhythm）

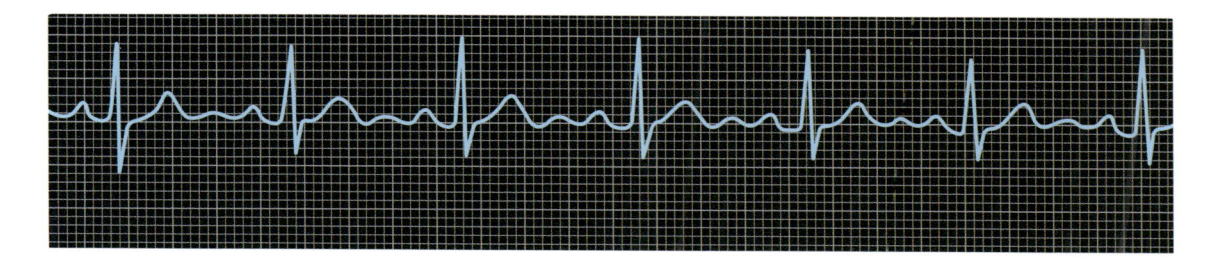

✪ PP間隔短縮（ただし，洞調律でP波，QRS波，T波が同頻度で出現）➡ 洞性頻脈

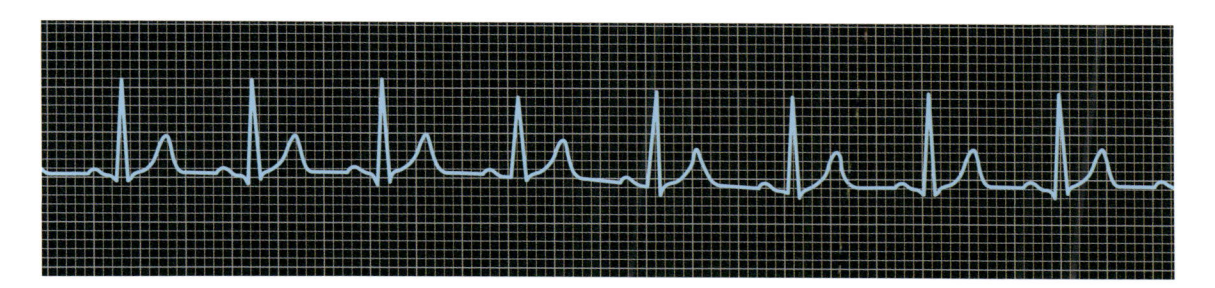

✪ PP間隔の延長 ➡ 洞性徐脈

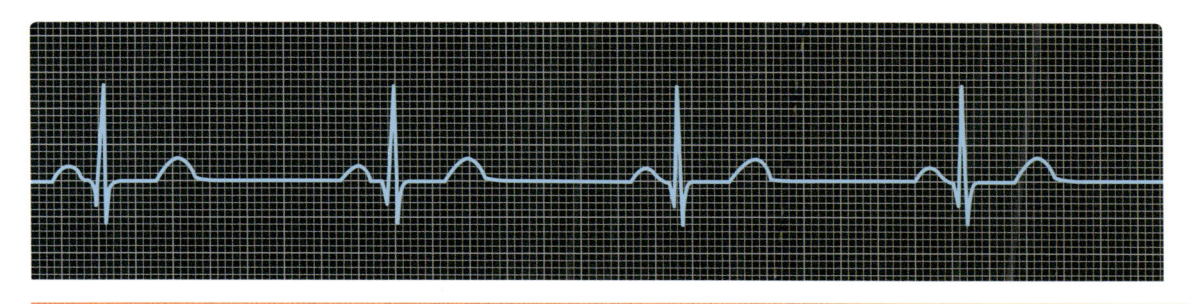

✪ PP波消失 ➡ 洞停止（洞結節での刺激発生の一時中断→洞結節と心房間の伝導障害）

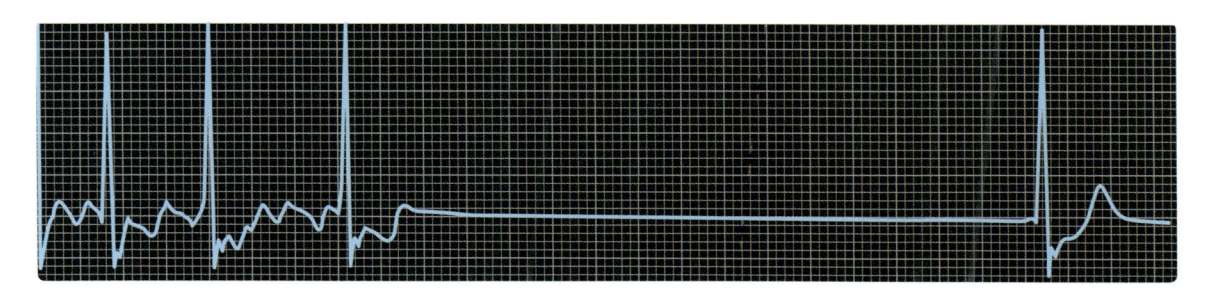

✱ P波消失，PP間隔延長 ➡ 洞房ブロック（洞結節と心房の間の伝導障害）

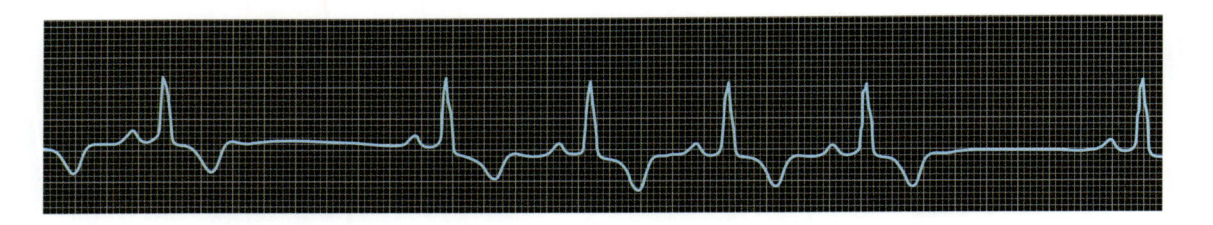

✱ 早いP波の出現 ➡ 上室性期外収縮（心房あるいは房室接合部からの異所性刺激による心房収縮）

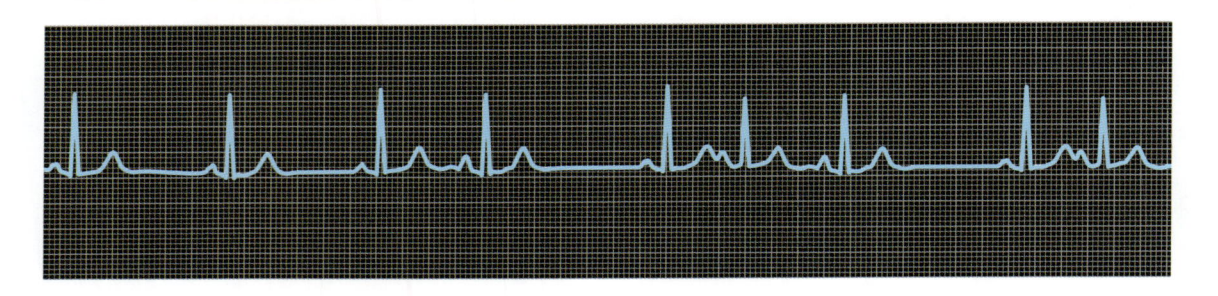

✱ P′波の出現＋幅広のQRS波 ➡ 上室性期外収縮変行伝導（期外収縮による伝導が，右脚の不応期にあたることで起こる現象）

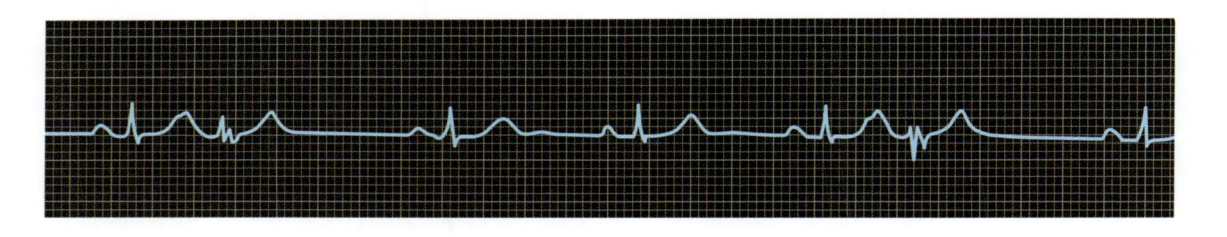

✱ P′波は出現するが，それにつづくQRS波がない ➡ 非伝導性上室性期外収縮（期外収縮による伝導が，房室伝導系の不応期にあたることで起こる）

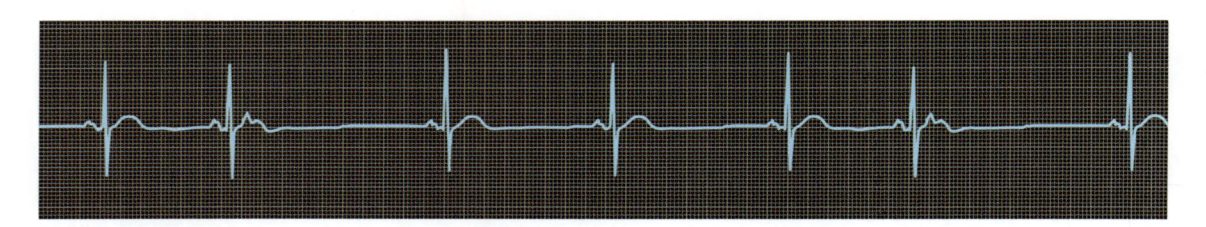

❽ P波消失, f波出現, RR間隔不規則（心房筋が350回/分以上の高頻度で不規則な興奮と収縮を行う上室性の頻拍）➡ 心房細動（Af）

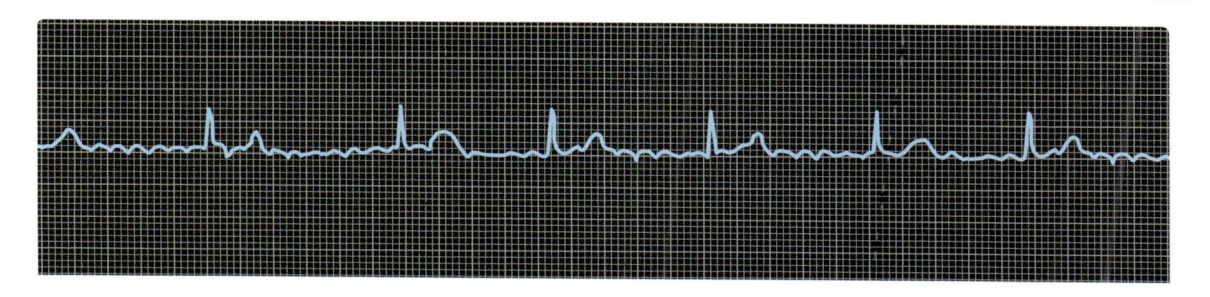

❽ P波不明瞭, QRS波正常か延長, RR間隔は短く規則的 ➡ 発作性上室性頻拍（PSVT）

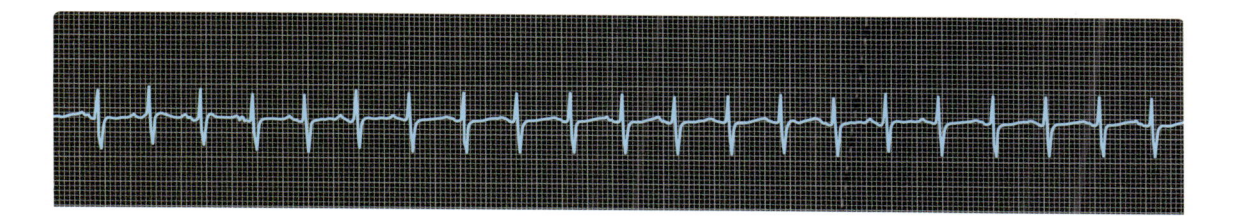

❽ P波消失, F波出現, RR間隔は規則的 ➡ 心房粗動（AF）（心房が規則的に250〜350回/分で, 規則正しく興奮する上室性の頻拍）

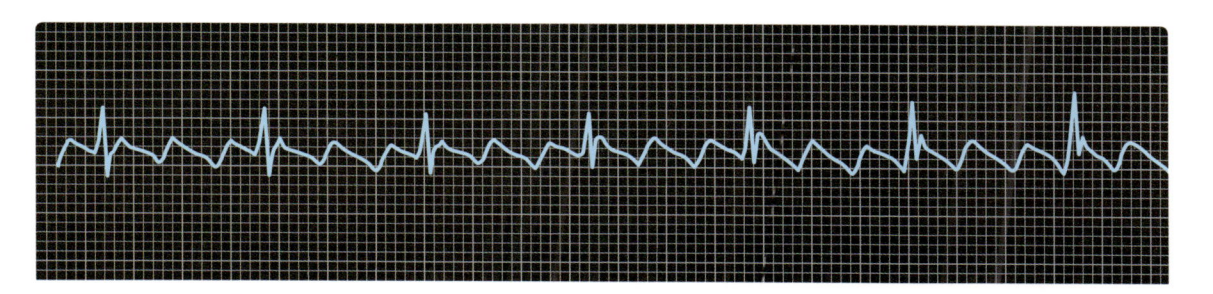

❽ P波がない, 長い休止期, 幅広いQRS波 ➡ 心室補充収縮（ventricular escape beat）

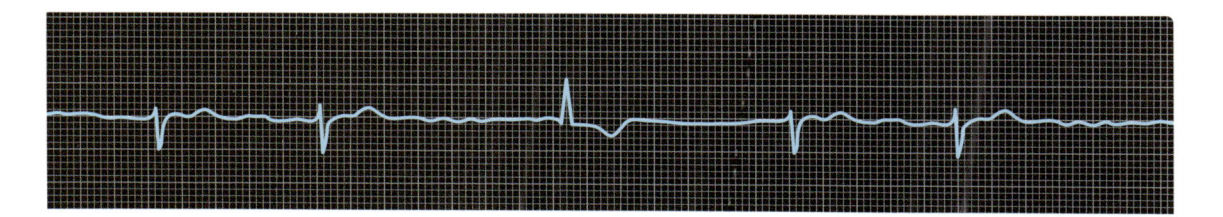

❌ QRS波の異常①➡心室性期外収縮(PVC) （心室から生じる期外収縮（基本調律よりも早期に収縮が生じること））

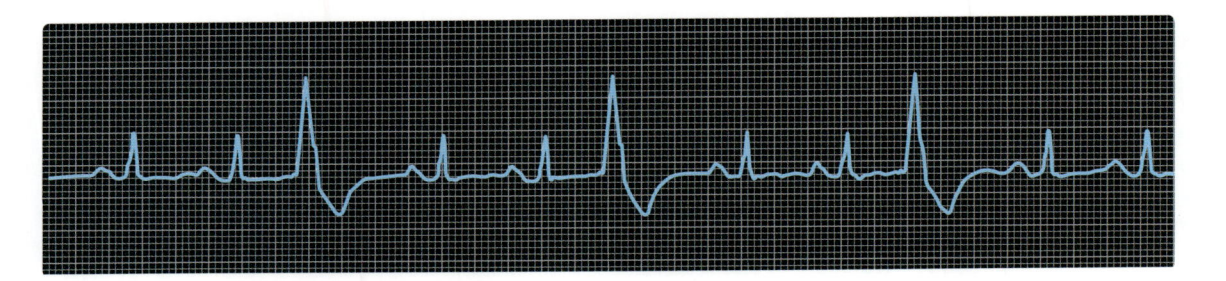

❌ QRS波の異常②➡心室頻拍(VT) （幅広い(0.12秒以上) QRS波の連発，心拍数120回/分以上の頻拍）

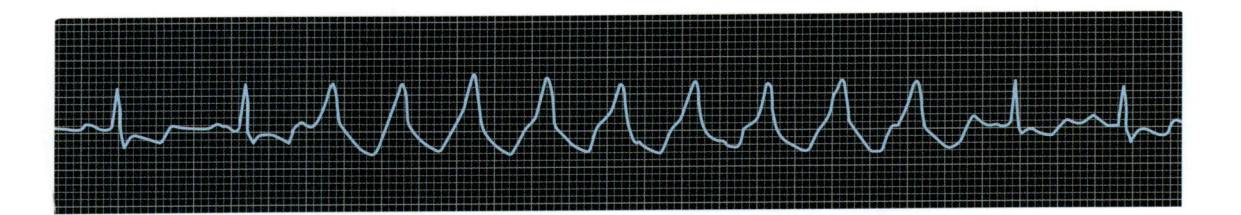

❌ P波，QRS波，T波なし➡心室細動(ventricular fibrillation：VF)

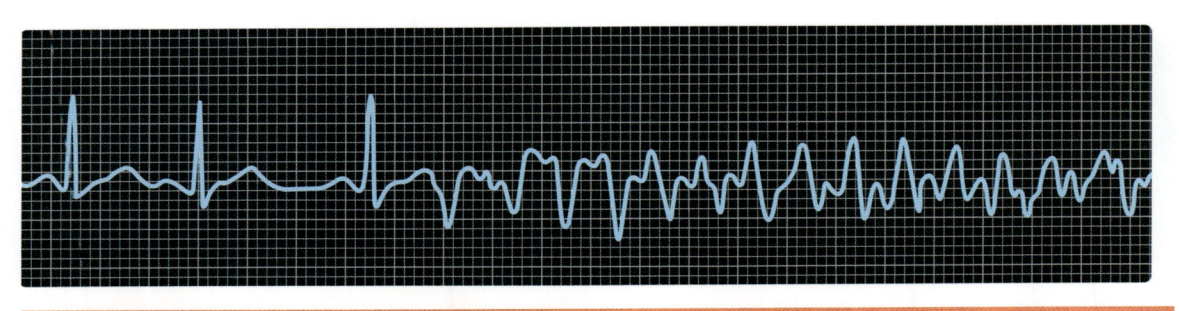

❌ PQ時間の延長➡Ⅰ度房室ブロック (first degree AV block：Ⅰ°AVB)

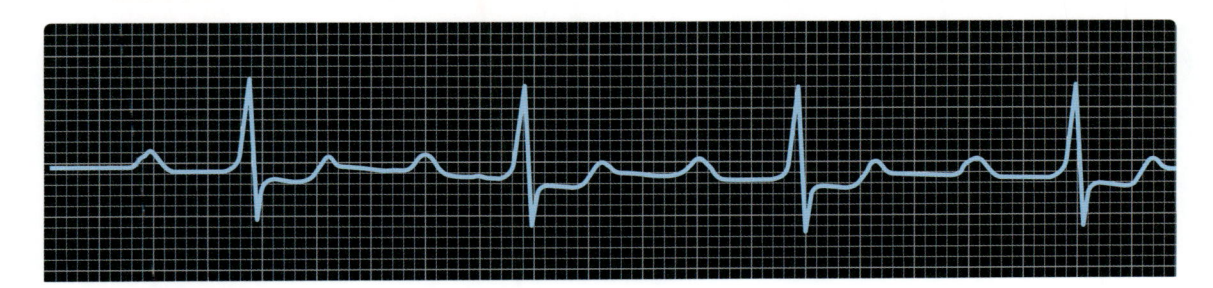

- **PQ時間が徐々に延長，QRS波脱落 ➡ Ⅱ度房室ブロック**（second degree AV block：Ⅱ°AVB）
  ウェンケバッハ型（①Wenckebach type）**またはモービッツⅠ型波形**

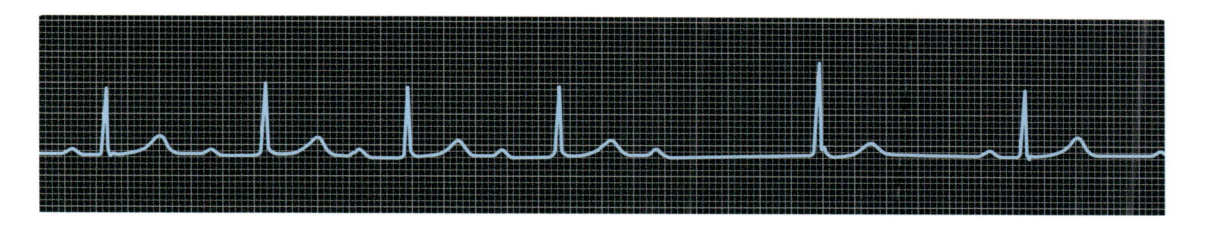

- **PQ時間は一定，突然のQRS波脱落 ➡ Ⅱ度房室ブロック**（second degree AV block：Ⅱ°AVB）
  モビッツⅡ型（②Mobitz type Ⅱ AV block）

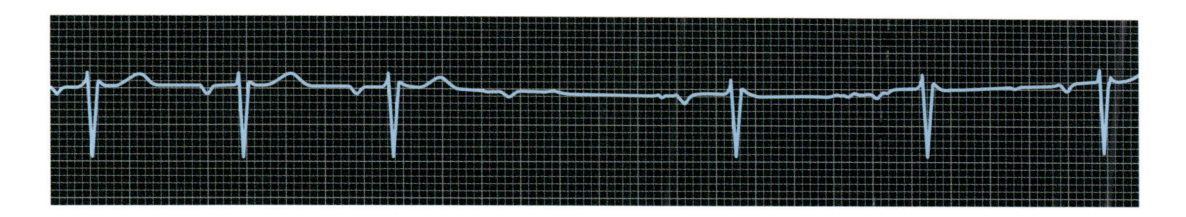

- **PP間隔一定，しばしばQRS波が脱落 ➡ 高度房室ブロック**（advanced AV block）

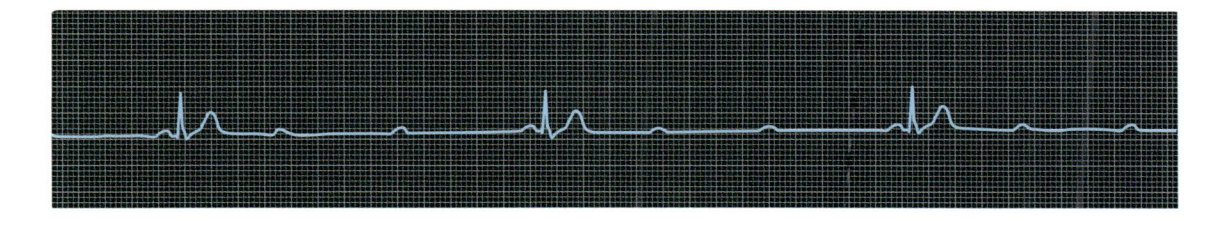

- **P波とQRS波の間隔がバラバラ ➡ Ⅲ度房室ブロック**（third degree AV block：Ⅲ°AVB）（完全房室ブロック）

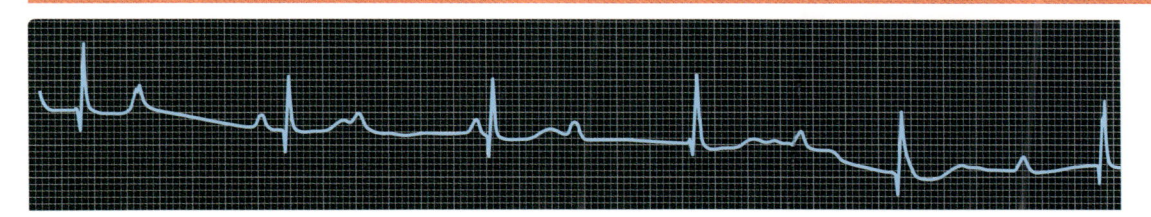

⭐ V₅, V₆で幅広いR波，V₁, V₂では幅広で不快S波 ➡ 左脚ブロック (left bundle branch block：LBBB)

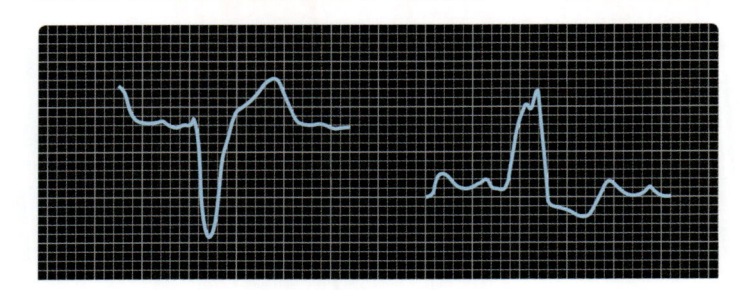

⭐ rsR′波 ➡ 右脚ブロック (right bundle branch block：RBBB)

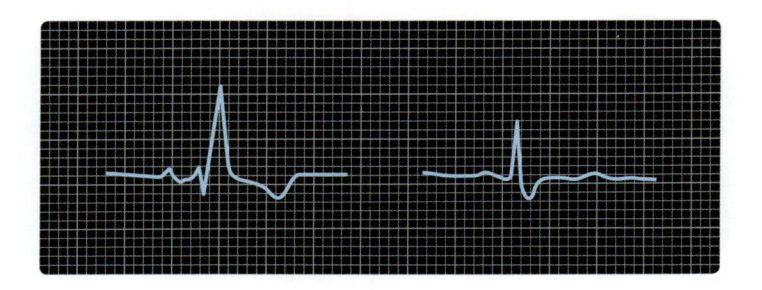

⭐ 非常に幅の広いQRS波が不規則に出現 ➡ 無脈性電気活動 (pulseless electrical activity：PEA)

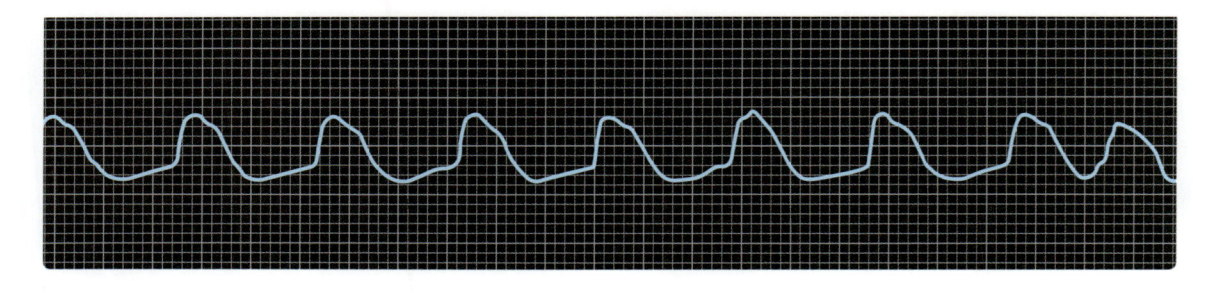

⭐ PQ時間短縮，デルタ波の存在，QRS波幅延長 ➡ WPW症候群 (Wolff-Parkinson-White syndrome)

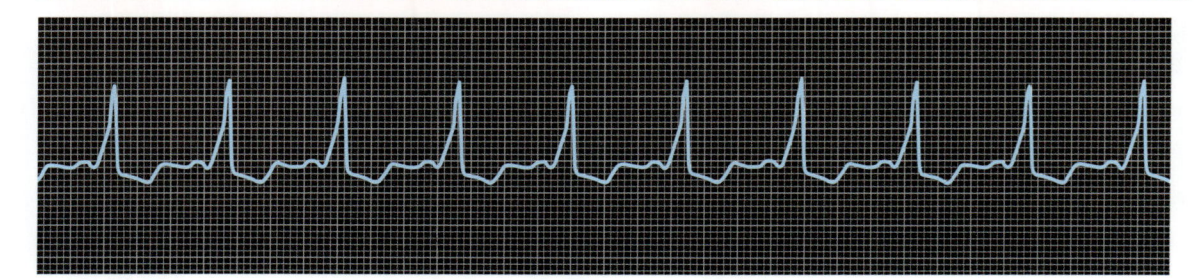

❉ ほぼ平坦な一本線 ➡ 心静止（asystole）

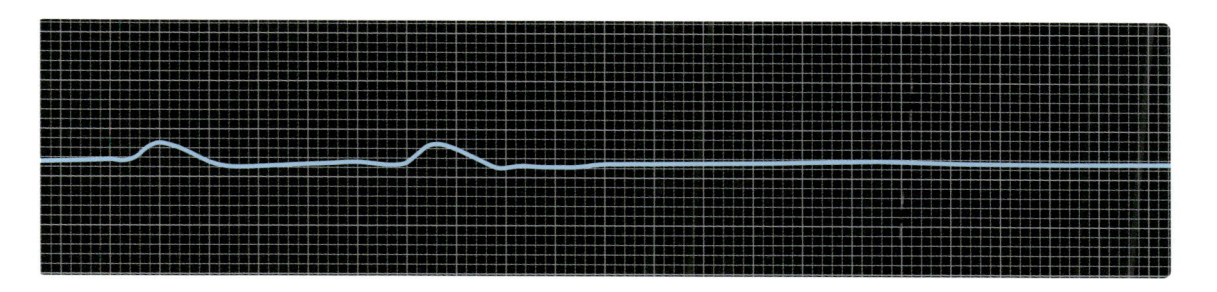

❉ QRS波が基線を中心にしてねじれて回転 ➡ トルサード・ド・ポアンツ（torsades de pointes：TdP）

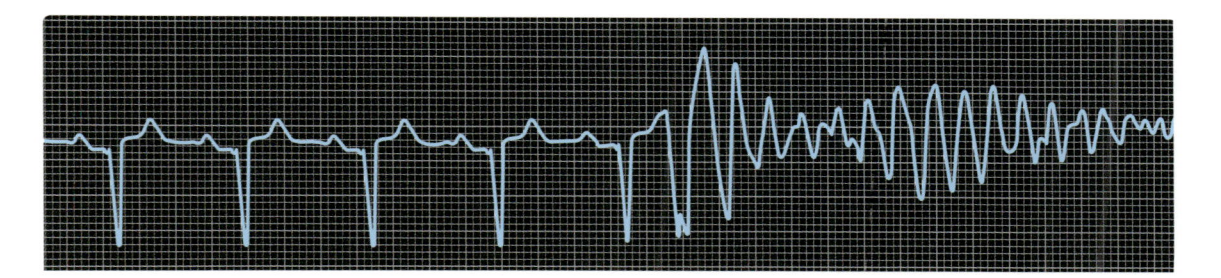

❉ 右脚ブロック様QRS波, ST上昇 ➡ ブルガダ症候群（Brugada syndrome）

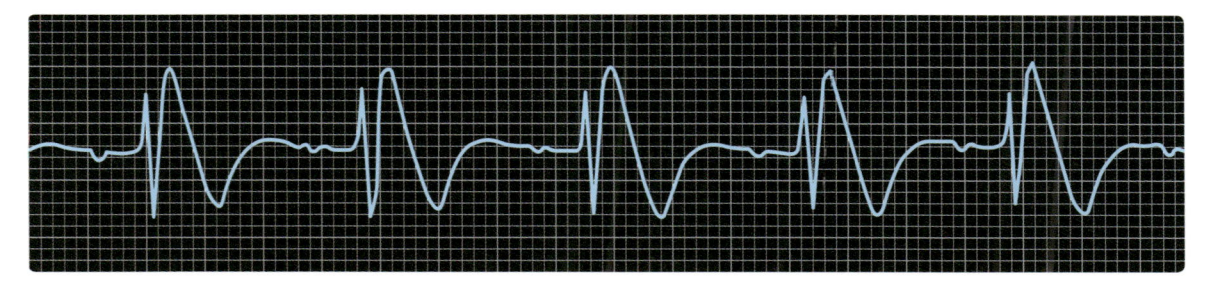

❉ T波とR波の直前にP波 ➡ ジギタリス中毒（digitalis intoxication）

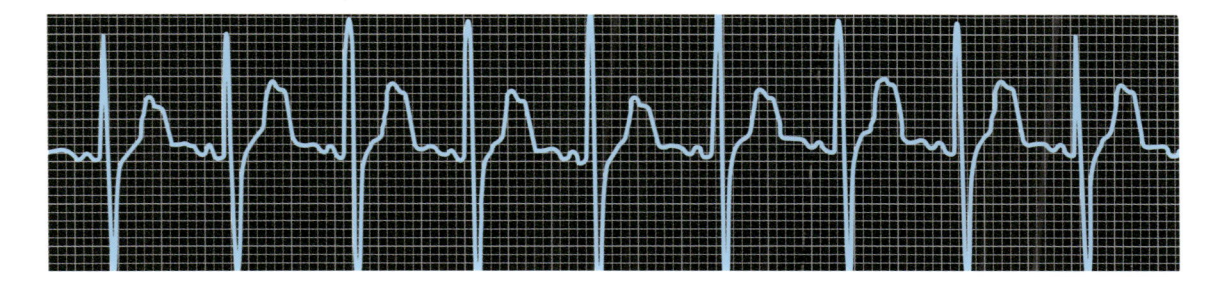

✪ 電気刺激（スパイク）の直後に続く幅広いQRS波➡ペースメーカー心電図VVI

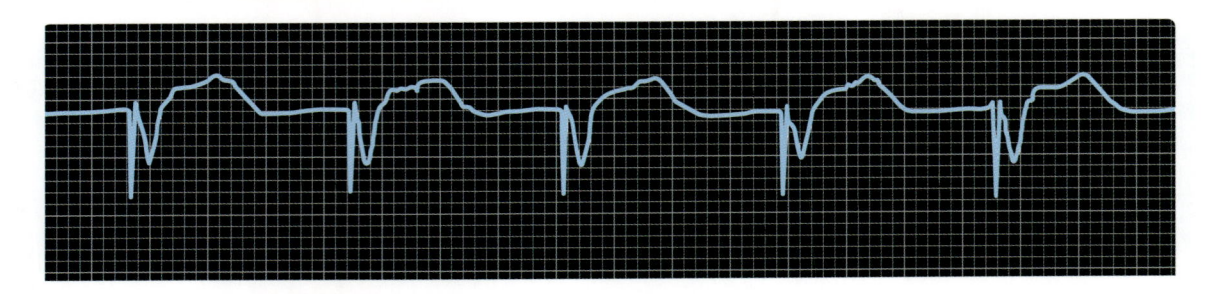

✪ スパイク直後にP波およびQRS波➡ペースメーカー心電図DDD

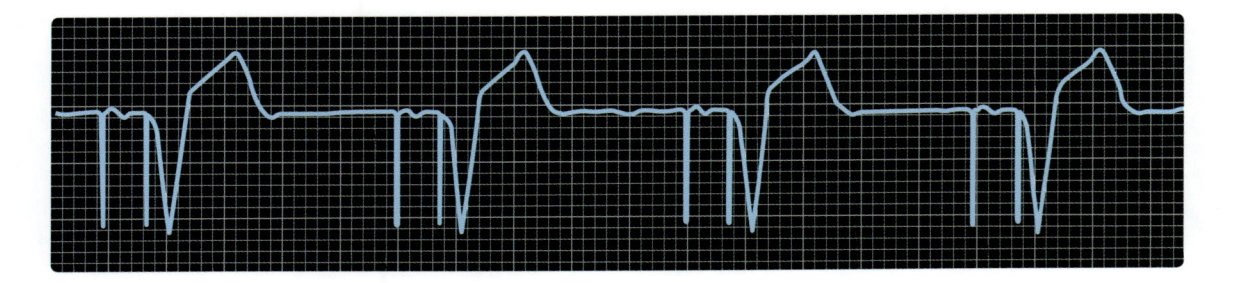

第1章

モニター心電図の
準備と付け方

物品の準備から電極の装着
モニターの確認
アラーム対応

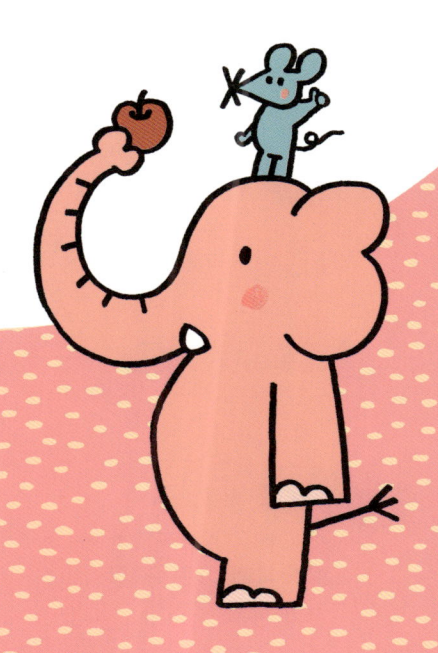

1 物品の準備から電極の装着

⭐ 必要物品の確認をします

モニター心電図は，ベッドサイドで確認する場合と，ナースステーションなどのセントラルモニターで確認する場合があります．また，ベッドサイドモニターからセントラルモニターに連動するものもあります．

このようにモニター心電図をどこで確認するかによって，準備する物品が少し異なってきます．

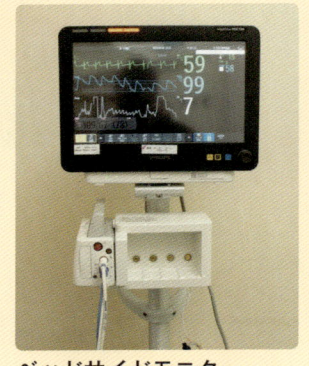

ベッドサイドモニター

SpO_2センサー

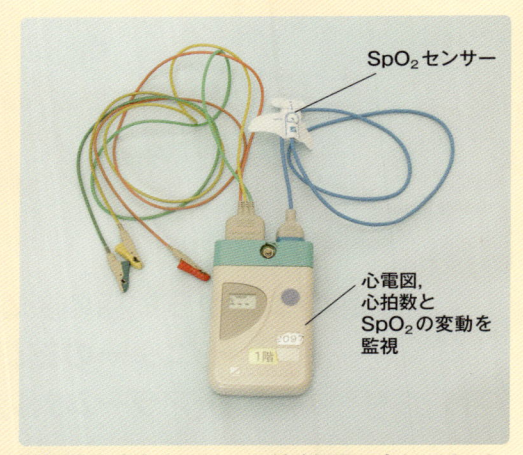

心電図，心拍数とSpO_2の変動を監視

送信機に適合するリード線（必要に応じてSpO_2センサーのリード）

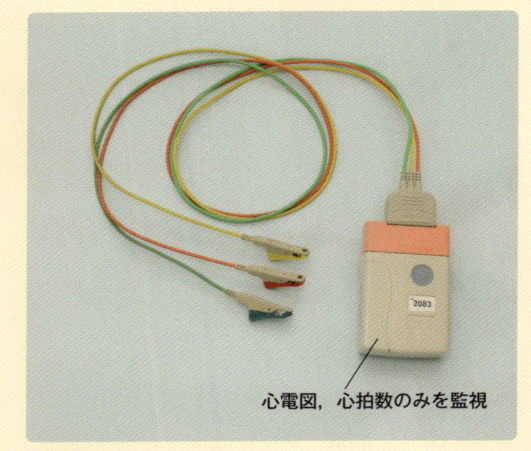

心電図，心拍数のみを監視

送信機

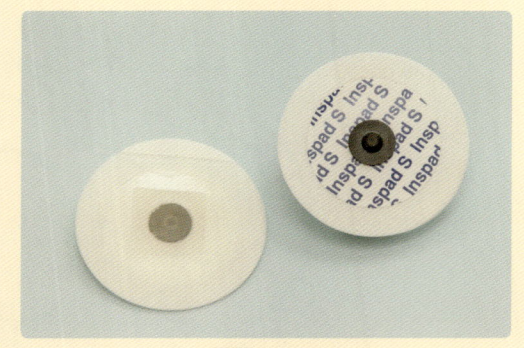

電極シール

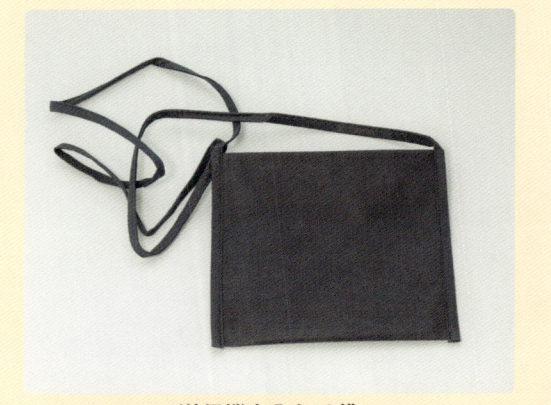

送信機を入れる袋

図1 必要物品

その他，アルコール綿（電極シールを貼る皮膚の皮脂除去目的），必要に応じて交換用の電池（多くの場合は単三電池）

ここではモニター心電図の準備から付け方の手順を順を追って解説します．

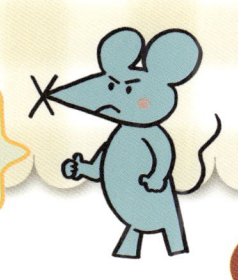

⭐ 必要物品の病室への持ち込み

① 必要物品を準備します（**図1**）．

② セントラルモニターの場合は，送信機を作動し，セントラルモニターと連動させます．病室に行く前に送信機の電源が入るかを確認します．

③ セントラルモニターでは複数の送信機と連動できるようになっているため（**図2**），準備した送信機がセントラルモニターに登録されているかどうかを確認します．

④ 登録されていなければセントラルモニターに登録し（**図3**），送信機と連動しているかどうかを確認します（**図4**）．

⑤ 必要物品を病室内へ持ち込みます．

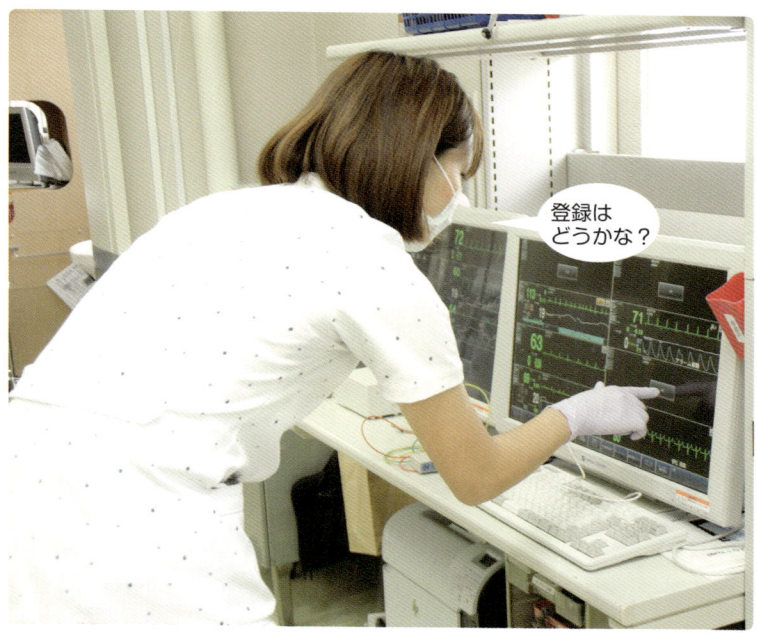

図2 セントラルモニターでは複数の送信機を連動できるようになっている

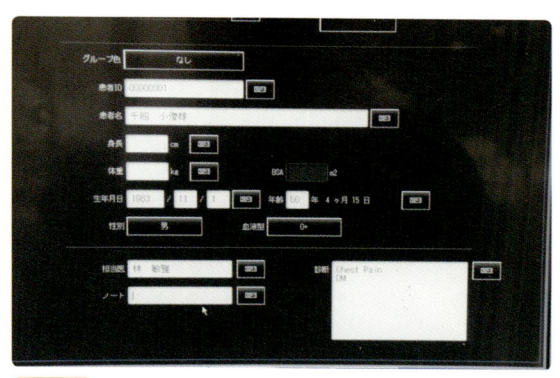

図3 セントラルモニターに登録
（本書の患者名は架空です）

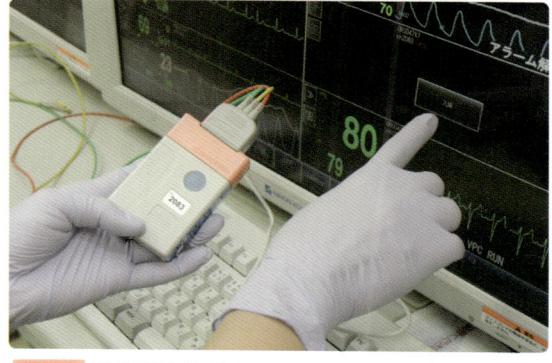

図4 送信機を連動させる

⭐ 電極装着の手順

⑥ 落屑（角化した皮膚がはがれる）の多い部位や皮脂，発汗などで電極シールが適切に貼付できない場合もあるため，必要に応じてアルコール綿などで貼付部位を拭います（**図5**）．

⑦ 選択した部位に電極シールを貼付します（**図6**）．

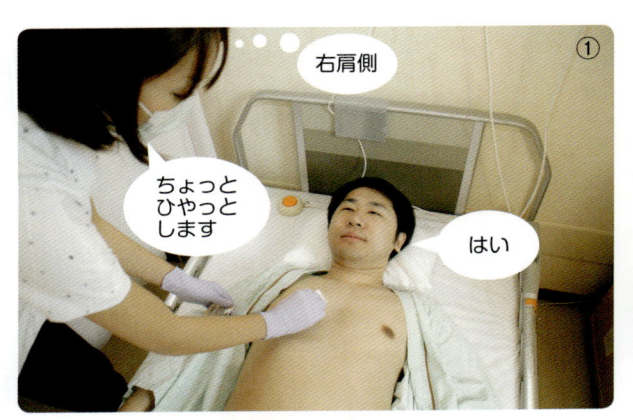

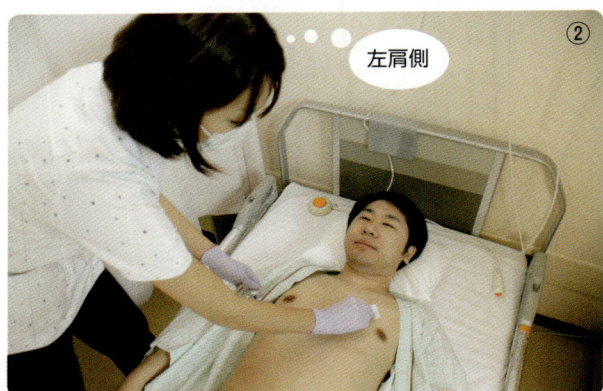

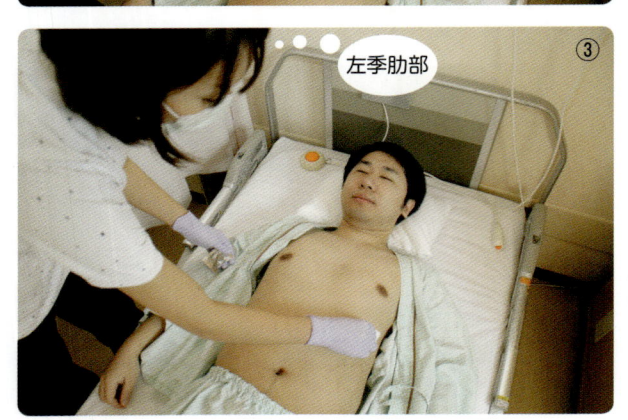

① 右肩側
ちょっとひやっとします
はい

② 左肩側

③ 左季肋部

①
②
③ あ
④ き　ZZZ……
⑤ み

図5 アルコール綿により貼付位置を拭う

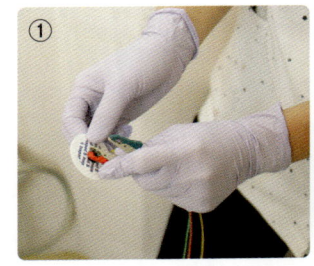

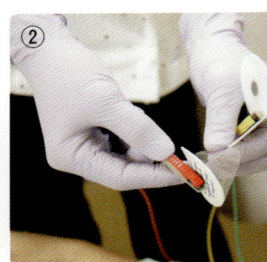

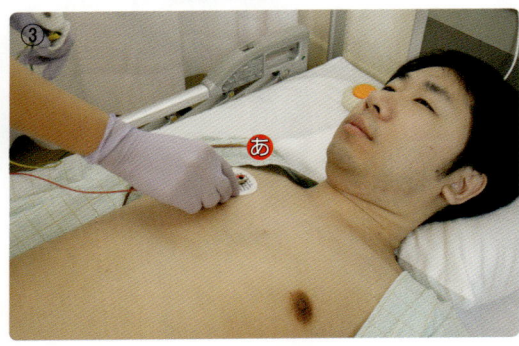

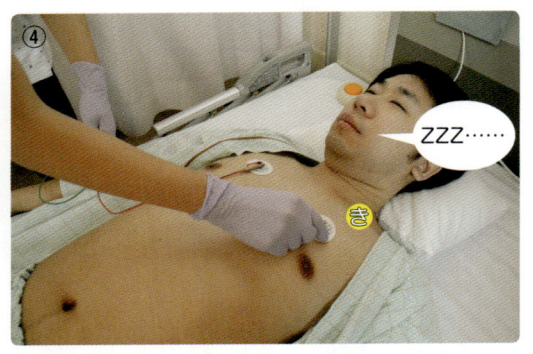

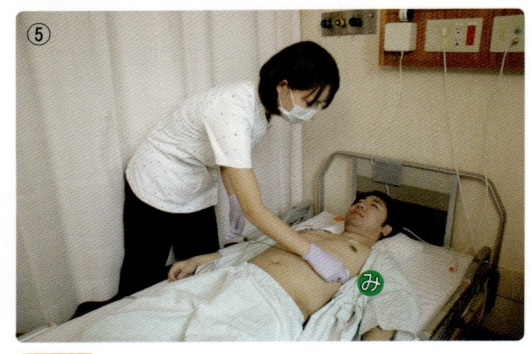

図6 電極シールの貼付

電極シールの貼付位置は誘導によって異なります．一般的には，波形の判読がしやすいII誘導の設定にすることがほとんどです（図7）．II誘導は心臓の興奮が向かってくる方向に電極が待受けているため，波形が陽性の波になってとらえやすいからです．

II誘導の場合，右鎖骨下付近（赤色），左鎖骨下付近（黄色），左季肋部付近（緑色）の3か所に電極シールを貼ります（図8）．これらの位置できれいな心電図が得られる位置を選択します．

特別な誘導としてM_2誘導，NASA誘導，CM_5誘導などがあり，電極を貼り付ける位置が異なります（p.11参照）．

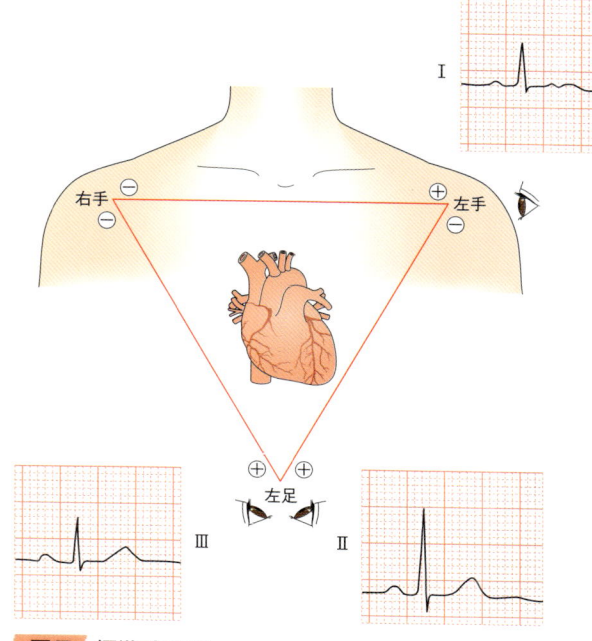

図7 標準肢誘導
I誘導：左手を＋極，右手を－極
II誘導：左足を＋極，右手を－極
III誘導：左足を＋極，左手を－極

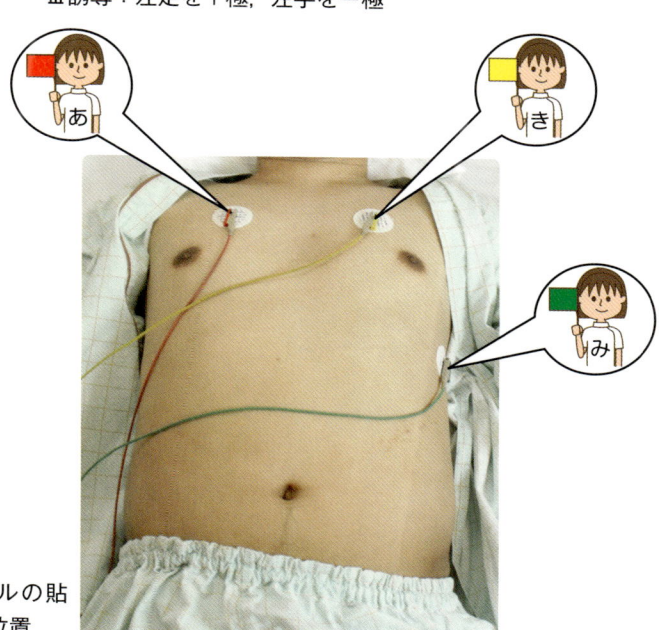

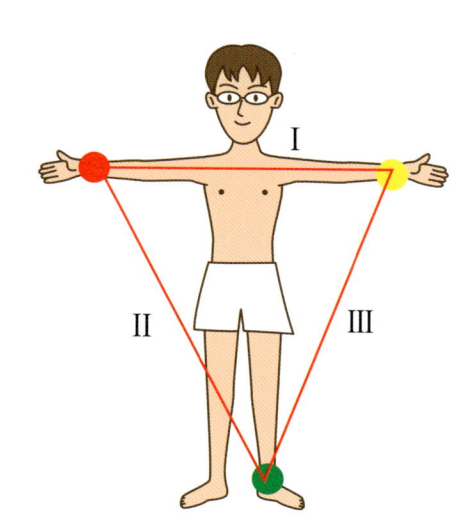

図8 電極シールの貼り付ける位置

第1章 モニター心電図の準備と付け方

❽ 電極を貼付したら，電源をいれた送信機（図9，図10はSpO₂センサー付き），もしくはベッドサイドモニターのリードを接続し，モニタの電源を入れます（図11）．Ⅱ誘導では，前出の図のように右肩側→左肩側→左季肋部側の順に赤→黄→緑（機種によっては緑ではなく黒）をつなぎます（あきみちゃん「赤黄緑ちゃん」という覚え方もあります）．

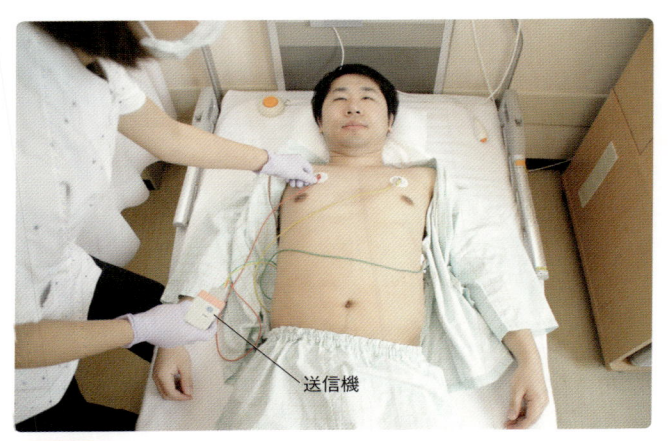

図9 送信機の接続

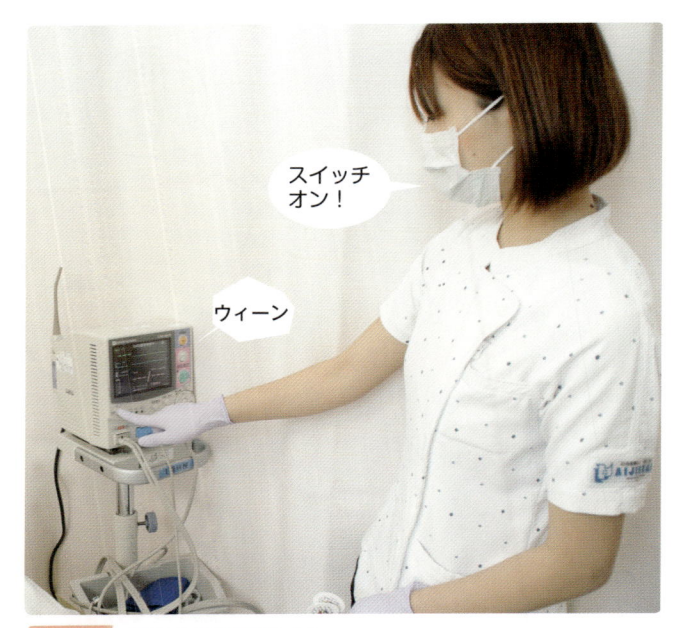

スイッチオン！
ウィーン

図11 モニタの電源をオン

①

② 赤色のランプがついて通電していることを確認します

③

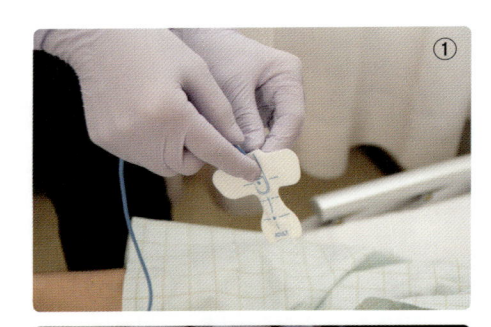

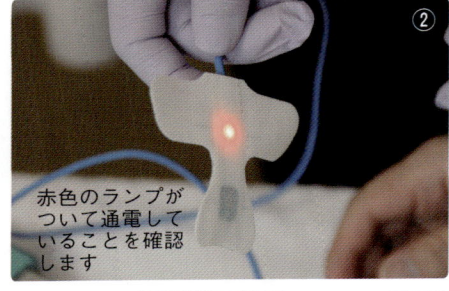

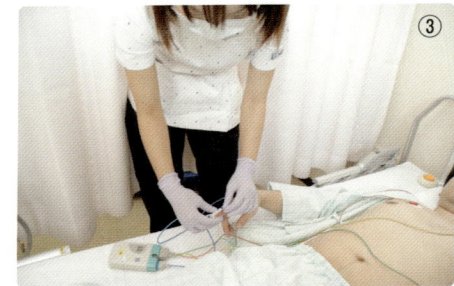

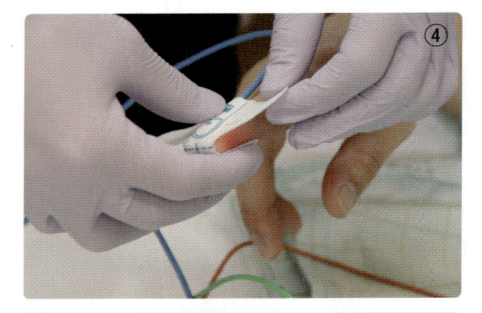

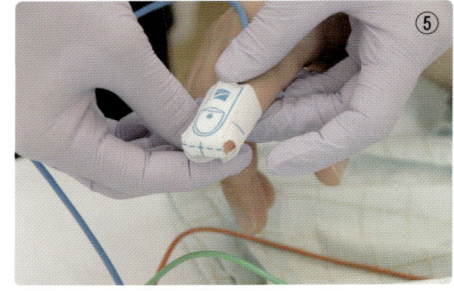

④

⑤

図10 SpO₂センサーの接続

🔆 緊急時の装着位置

　緊急時には，たとえば心室細動で1秒を争って電気ショックが必要になることがあるかもしれません．電気ショックを行う場合に電極シールが影響する部位，**図8右図**の電極パッドが貼られる位置には電極シールを貼ることを避けて，左右の鎖骨遠位端と左肋骨弓と鎖骨中線が交差する位置あたりに貼付するようにしましょう（**図12**）．

　この位置なら，胸部X線写真を撮影する場合でも，肺野に電極シールが重なることで見にくくなる問題を回避することができ，撮影中も心電図のモニタリングを中断せずにすみます．

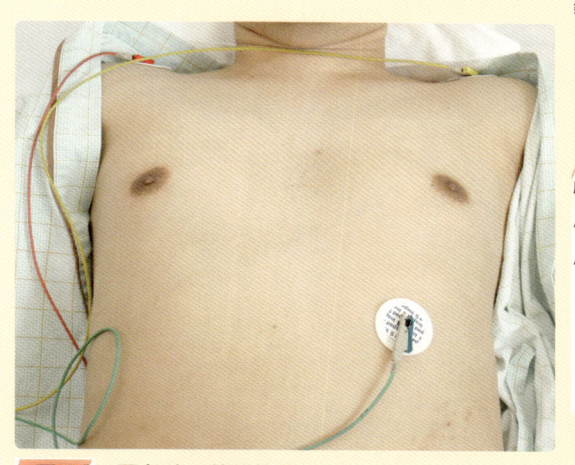

図12 緊急時の装置位置

📝 ポイント

・体毛が多いと電極シールが浮いてしまい適切に心電図を得ることができません．体毛の多い場所を避けるか，必要であれば体毛を剃って除去して貼付します．

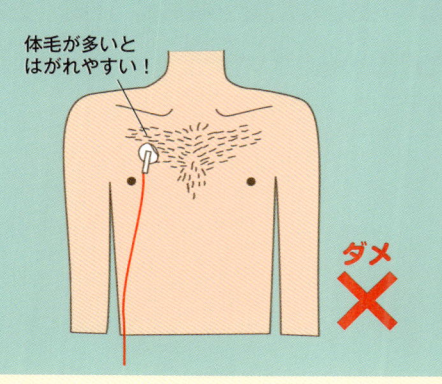

・呼吸性に影響が少なく，筋電図が入りにくいように，骨の上の部位を選択します．ただし，鎖骨上部のくぼみなどの凹凸が大きい場所では電極シールが浮いてしまう可能性があるため，避けるようにします．

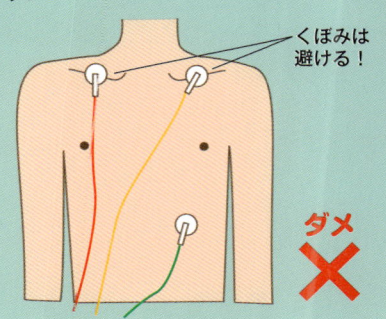

2 モニターの確認

★ モニターの確認をします

☀ ベッドサイドモニターとセントラルモニターの連係

ベッドサイドモニターを装着した後は，必ず心電図などが適切に表示されているかを確認します（**図1**）．その後，セントラルモニターでも患者さんの心電図がみられることを確認します．

セントラルモニターのみに連係している場合

患者さんの心電図がセントラルモニターに届いているかを確認します．セントラルモニターで確認できなければ装着している意味がなくなってしまいます．必ず，確認しましょう（**図2**）．

また，ベッドサイドモニターであってもセントラルモニターにも連係するものもありますので，同様にセントラルモニターと連係しているかどうかを確認します．

誘導の設定

Ⅱ誘導の場合は，モニター上で誘導がⅡ誘導になっているかを確認します．Ⅱ誘導が選択されることが多いですが，状況によってはⅠ誘導やⅢ誘導のほうが見やすいこともあります．設定で，Ⅰ誘導やⅢ誘導に切り替えることもできます．

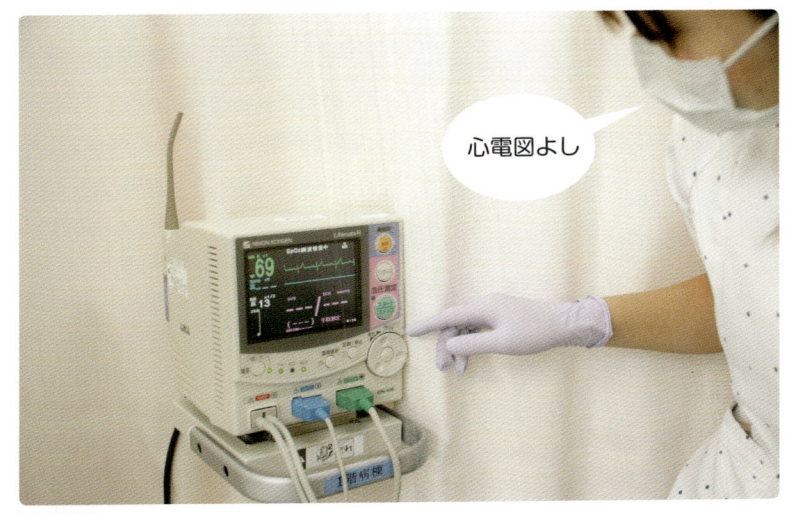

図1 画面を確認する

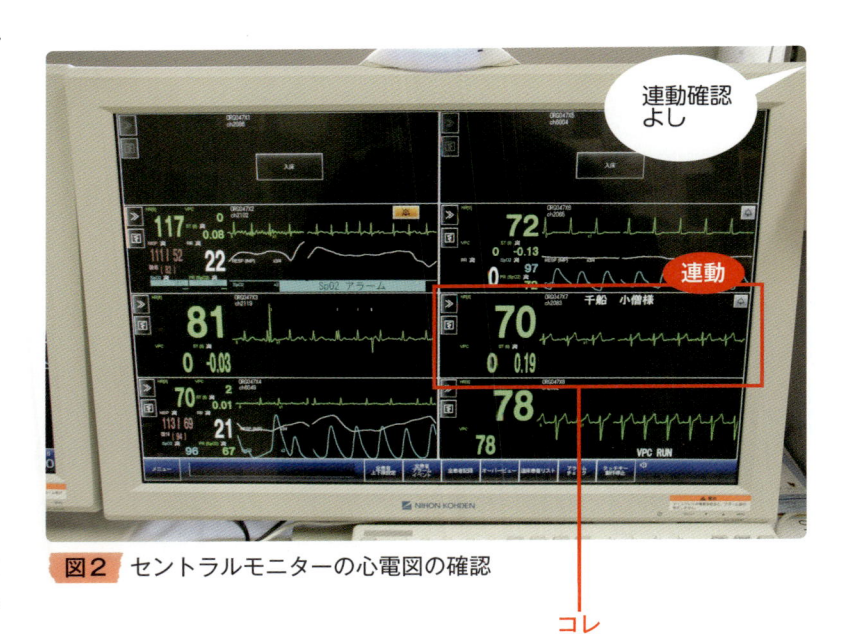

図2 セントラルモニターの心電図の確認

コレ

ここではモニター心電図装着後の確認事項を解説します．

● 電極装着後のノイズとアーチファクト混入の確認

アーチファクトの波形

　電極の装着が不十分な場合や，体動やリード線の揺れがある場合はアーチファクト（人工産物）という波形の乱れが生じる可能性があります（図3）．

　また，電気毛布など他の電化製品が近くで利用されていたり，モニターの電源が他の電化製品などと延長コードなどで共有されていたりすると，電流による交流波が波形に混じり混むことがあります．交流波が混入すると基線が細かく揺れるため，モニター上では基線が太く見えたりします．

アーチファクトの対策

　対処法としては電極の交換やリード線の固定を考えます．電極シールの装着が不十分な場合は貼付部位の清拭を行って，新しい電極シールに貼り替えます．同じ電極シールを再貼付しても，粘着力の低下により再び装着不十分になる可能性があるためです．

　交流波が混入している場合は，コンセント部位の変更や，電気毛布の除去などを考慮します．

　アーチファクトが混入しそうな原因を除去し，電極シールが適切に貼付されているにもかかわらず，適切な心電図波形が認められない場合は，電極線（リード線）や心電図機器本体に問題（故障）がある可能性を考えます．

　その場合には臨床工学技士など機械の管理担当者に連絡し，故障していないかをチェックしてもらう必要があります．

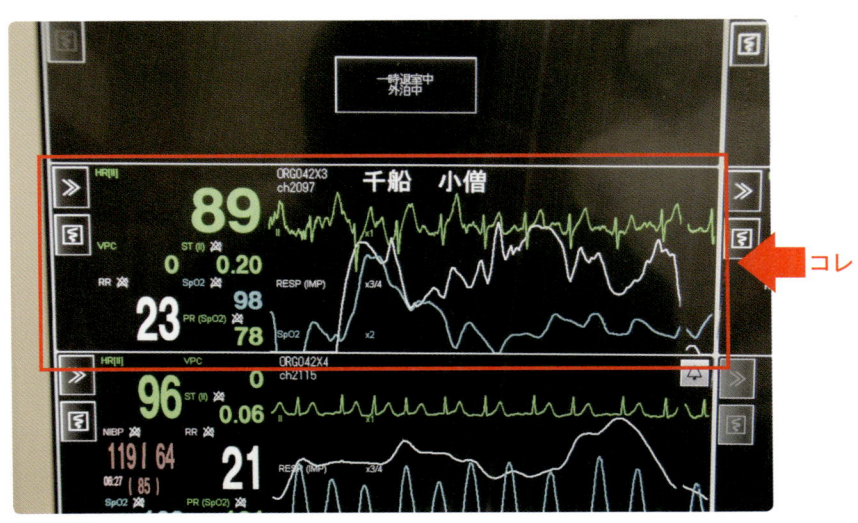

図3　アーチファクト波形の例

第1章　モニター心電図の準備と付け方

◉ リード線のチェック

現場でもできることとして，リード線のチェックがあります．

たとえば，リード線の断裂などは，場所によってはリード線の交換で対応することができるかもしれません．また，場合によってはリード線の本体への差し込み口の接触不良の場合もあります．この場合は，差し込みを刺し直すだけで改善するかもしれません．

アーチファクトの出る誘導によって，どのリード線に問題があるかを推測できる場合もあります．Ⅰ誘導，Ⅱ誘導，Ⅲ誘導の全てにアーチファクトが出ている場合は，リード線や電極シールだけの問題ではないことが考えられますが，3つの誘導のうち2つ以下なら電極シールもしくはリード線に問題があるかもしれません．

電極と誘導の関係から考えると図4の関係が成り立ちます．

赤の電極シールもしくはリード線に問題がある場合は，Ⅰ誘導とⅡ誘導に関係するところですので，Ⅰ誘導とⅡ誘導の波形に問題（アーチファクト）が出てくることが考えられます．

同様に黄色の電極シールもしくはリード線の場合は，Ⅰ誘導とⅢ誘導，緑の電極シールもしくはリード線の場合はⅡ誘導もしくはⅢ誘導に問題（アーチファクト）が出てくることが考えられます．

アーチファクトがでている誘導からどこに問題があるかを考えてみましょう．

どこかがわからなければ全部，交換してみましょう．問題点がどこにあるかを明確化し最小限の行動で適切な対応ができることがベストですが，最終的な目標は患者さんによりよい治療を提供すること．適切なモニタリングができるようにすることが大切です．

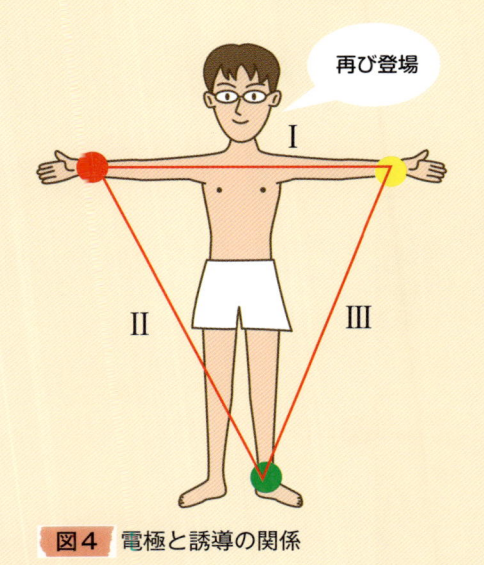

●赤の電極・リード線の問題
→Ⅰ誘導とⅡ誘導の波形に問題

●黄色の電極・リード線の問題
→Ⅰ誘導とⅢ誘導の波形に問題

●緑色の電極・リード線の問題
→Ⅱ誘導とⅢ誘導の波形の問題

図4 電極と誘導の関係

⭐ 特別な誘導の設定

　Ⅰ誘導，Ⅱ誘導，Ⅲ誘導のほかに，以下のような誘導もあります．それぞれ得られる波形が異なるため，モニタリングの目的によって選択します．

M_2誘導
赤：マイナス極（右鎖骨中線下）
緑：プラス極（左前腋窩線上の第9，10肋間）
12誘導心電図のⅡ誘導に似た波形が得られます．

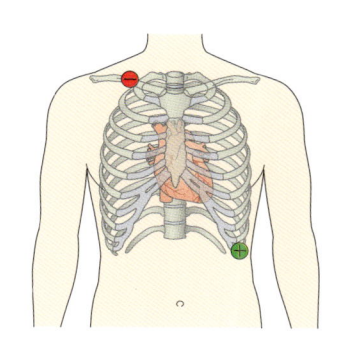

NASA誘導
赤：マイナス極（胸骨上端）
緑：プラス極（剣状突起付近）
12誘導心電図のV_2誘導に類似した波形が得られる．P波が見やすい．

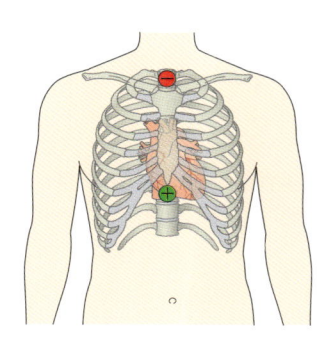

CM_5誘導
赤：マイナス極（胸骨上端）
緑：プラス極（V_5の位置）
12誘導のV_5に似た波形が得られる．心筋虚血に伴うST変化やT波の変化を見るのに適しています．

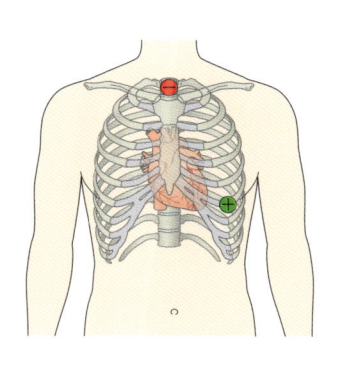

3 アラーム対応

アラーム対応（不整脈アラーム，警戒アラーム，注意アラーム）

アラームについて

アラーム対応の基本

アラームが鳴ったら，必ず患者の状態を確認し，バイタルサインに急激な変化はないかを確認しましょう．このように，アラームが鳴ったら何らかの対応をすることは当然のことです．しかし，アラームの設定が適切ではない場合，対処が不要な場合でもアラームが多発し，アラームに鈍感（アラームが鳴ってもたいしたことないと決めつけてアラーム音を気にしなくなる）になってしまうことがあります．

ですから，アラームの設定（心拍数の上下限・不整脈アラーム・アラーム音量）を適切に行うことが非常に大切です（図1，2）．けっして，アラームを無視する，アラームを切る，もしくはアラームの音量を絞るといったことをしてはいけません．

また，どのようなアラームが鳴ったのか，原因は何かといったことを確認する習慣を付けましょう．

アラームの種類

アラームは緊急度によって，緊急，警戒，注意報に分類されます．アラームの種類は，機種によって異なりますが，不整脈が出現した場合に鳴る「不整脈アラーム」や呼吸状態や酸素化（SpO_2）の低下を示すアラームがあります．

また，患者さんの状態だけではなく，機器の異常を示すアラームもあります．

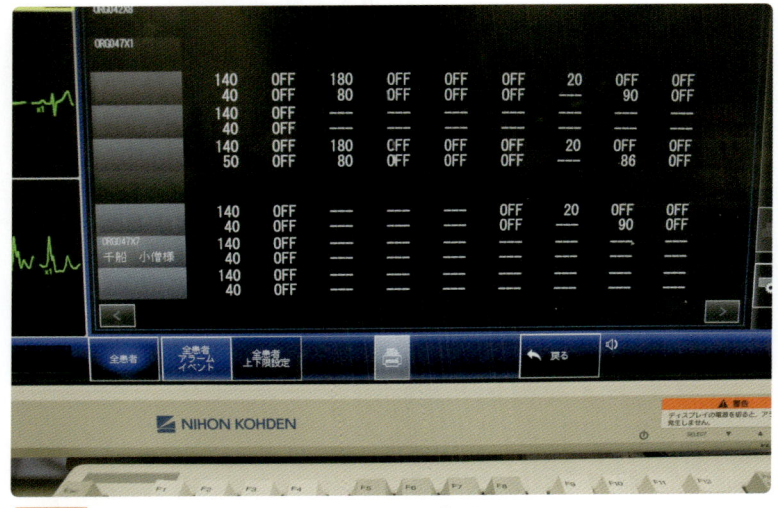

図1 セントラルモニターのアラーム設定画面

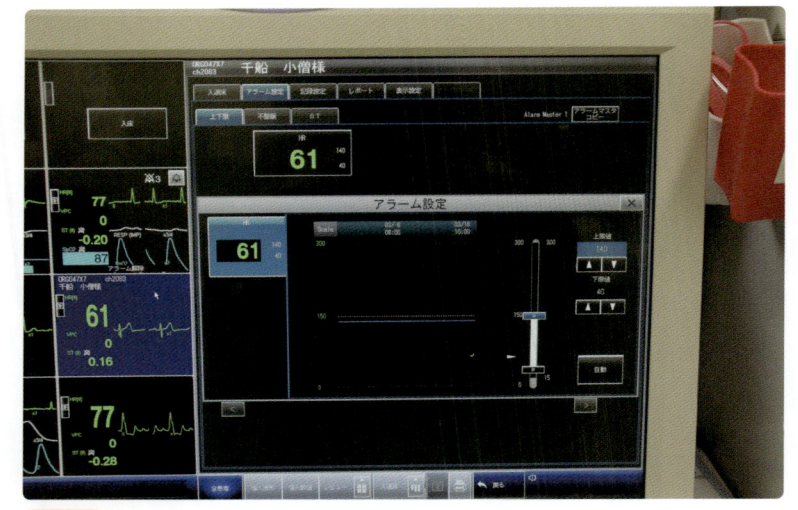

図2 アラームの設定画面

緊急アラーム：患者や機器に対して緊急対処を要する．
警戒アラーム：患者や機器に対して敏速な対処を要する．
注意報アラーム：正確な計測，治療条件に外れている．

ここではモニター心電図のアラーム対応を解説します。

アラームの例

心拍数アラーム
患者さんの心拍数が，設定した上限値と下限値の範囲を超えたときに発生する（**図3**）．
注意点：患者心拍数の変動をもとに適切な範囲で設定する．

不整脈アラーム
心室性期外収縮（VPC）（**図4**）や心室細動（VF）（**図5**）などの致死的不整脈が起きたときや徐脈や頻脈になったときに発生する．不整脈の種類や状態によってアラームの鳴り方が異なる場合がある．
注意点：正確な波形識別ができていない場合やアーチファクトにより，アラームが鳴る場合がある．

心停止（Arrest）アラーム
心停止の発生を知らせる重要なアラーム．
注意点：不適切な電極位置や電極はずれにより，アラームが生じることがある．

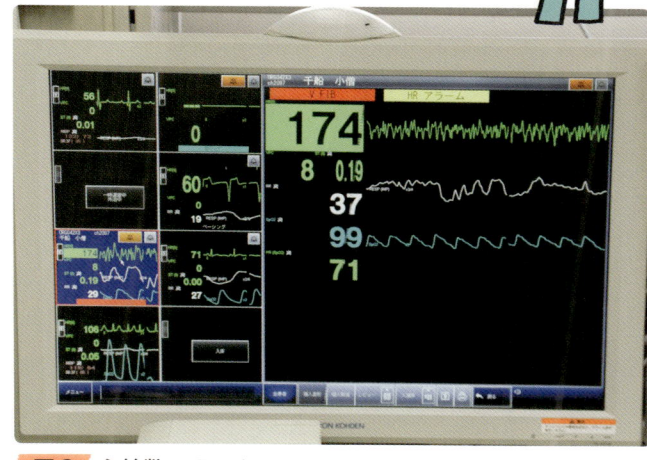

図3 心拍数アラーム

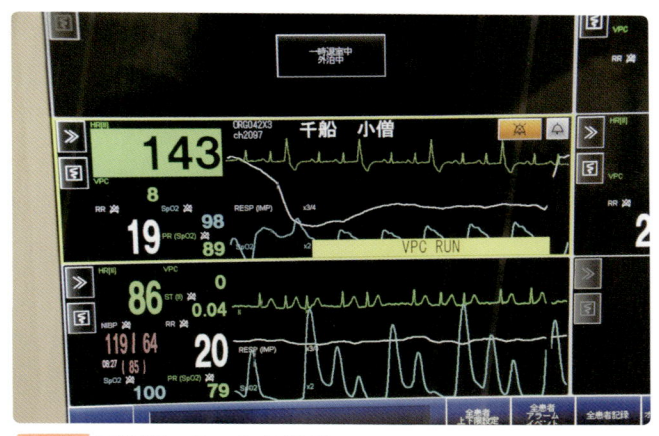

図4 不整脈アラーム（VPC）

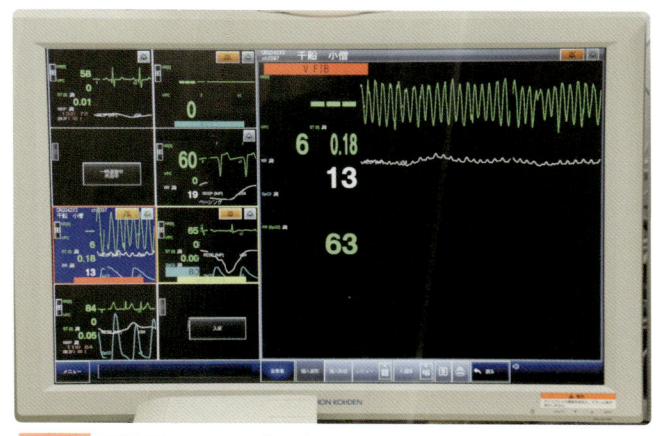

図5 不整脈アラーム（VF）

第2章

心電図の波形の読み方

心電図波形の読み方の基本

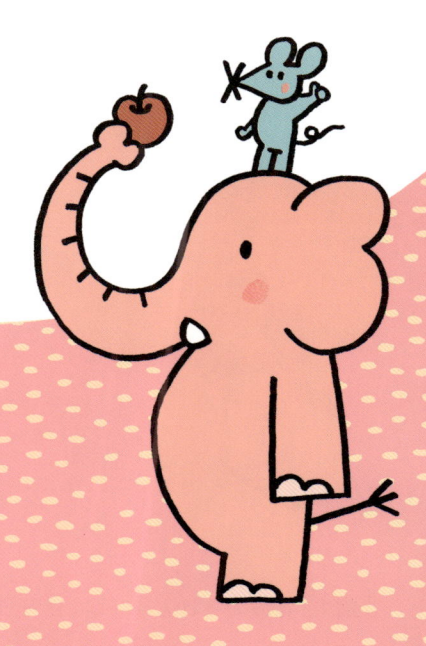

1 心電図波形の読み方の基本

★ 心臓の電気の伝わり方

　心電図は心臓の電気的活動を記録しているものです．心臓での電気的活動がどのようになっているかを知ることで，どこの電気活動が反映された心電図であるかを考えやすくなります．

　心臓では洞結節という，歩調取りを行う部位があります．いうなれば電気活動のリズムを取るスタート地点となる部分です．ここから始まった信号が「①洞結節→②房室結節→③ヒス束→④右脚・左脚→⑤プルキンエ線維」と順に伝わっていきます（**図1**）．

　これを刺激伝導系といい，発生した電気的刺激を心臓全体にすみやかに伝えるための特殊心筋で行われ，収縮と弛緩に携わる作業心筋とあわせて心筋を構成しています．

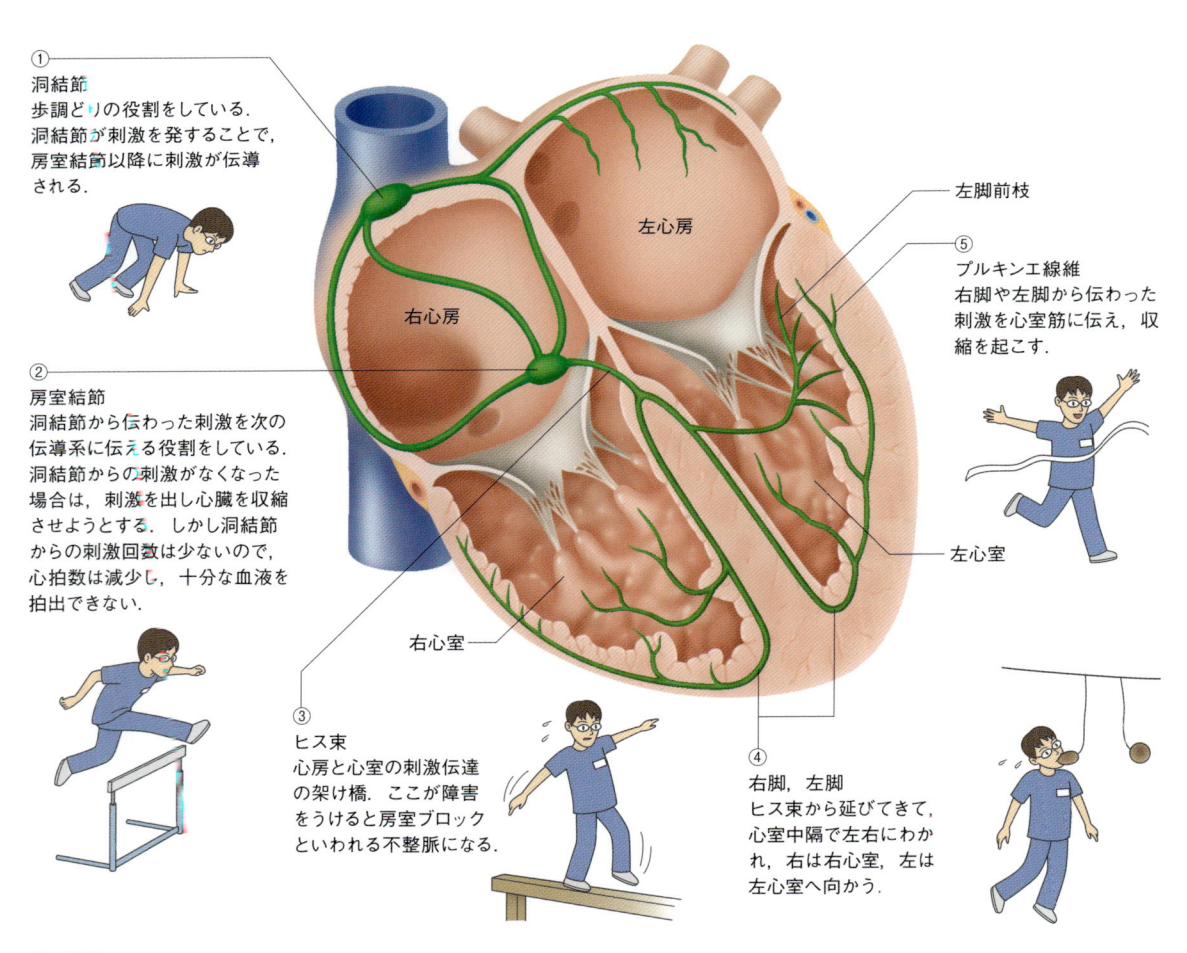

①
洞結節
歩調どりの役割をしている．洞結節が刺激を発することで，房室結節以降に刺激が伝導される．

②
房室結節
洞結節から伝わった刺激を次の伝導系に伝える役割をしている．洞結節からの刺激がなくなった場合は，刺激を出し心臓を収縮させようとする．しかし洞結節からの刺激回数は少ないので，心拍数は減少し，十分な血液を拍出できない．

③
ヒス束
心房と心室の刺激伝達の架け橋．ここが障害をうけると房室ブロックといわれる不整脈になる．

④
右脚，左脚
ヒス束から延びてきて，心室中隔で左右にわかれ，右は右心室，左は左心室へ向かう．

⑤
プルキンエ線維
右脚や左脚から伝わった刺激を心室筋に伝え，収縮を起こす．

左脚前枝
左心房
右心房
左心室
右心室

図1 心臓の電気信号の伝わり方（刺激伝導系）

ここでは心電図の波形の読み方の基礎のキソを解説します．

基本波形の理解

それぞれで波形に異常があるときには対応する部位に異常があると考えます．心電図の波形を判断するためのポイントを右に示します．

また，心電図の基本波形と時間と記録紙との関係を**図2**に示します．これだけ覚えておけば，心電図波形の変化の理由が理解できます．

波形を判断するためのポイント
① 誰のいつの心電図か確認
② 脈拍数は？　速い？　遅い？
③ リズムは？　QRSの間隔をみて
④ QRSの幅は？
⑤ P波はありますか？　P波のリズムは？
⑥ P波とQRSの関係は？
⑦ ST-T波の変化は？
⑧ QTc延長は？

波形の正常範囲（成人）
- P波：時間は 0.08〜0.10秒，電位は 0.25mV 未満
- PQ時間：時間は 0.12〜0.20秒
- QRS時間（幅）：0.06〜0.08秒（0.10秒未満）
- R波：電位は誘導によってまちまち
  - Ⅰ誘導で 0.5〜1.1mV
  - Ⅱ誘導で 0.5〜1.6mV
- ST部分：正常は基線と一致．健常者でも 2mm までの上昇がみられることがあります
- T波：時間は 0.2〜0.3秒
- QT時間：0.40秒±10%．おおまかには RR 間隔の 1/2 以内
- U波：陽性U波は健常者にもみられることあります

洞結節

心房

房室結節〜ヒス束

左右脚〜プルキンエ線維

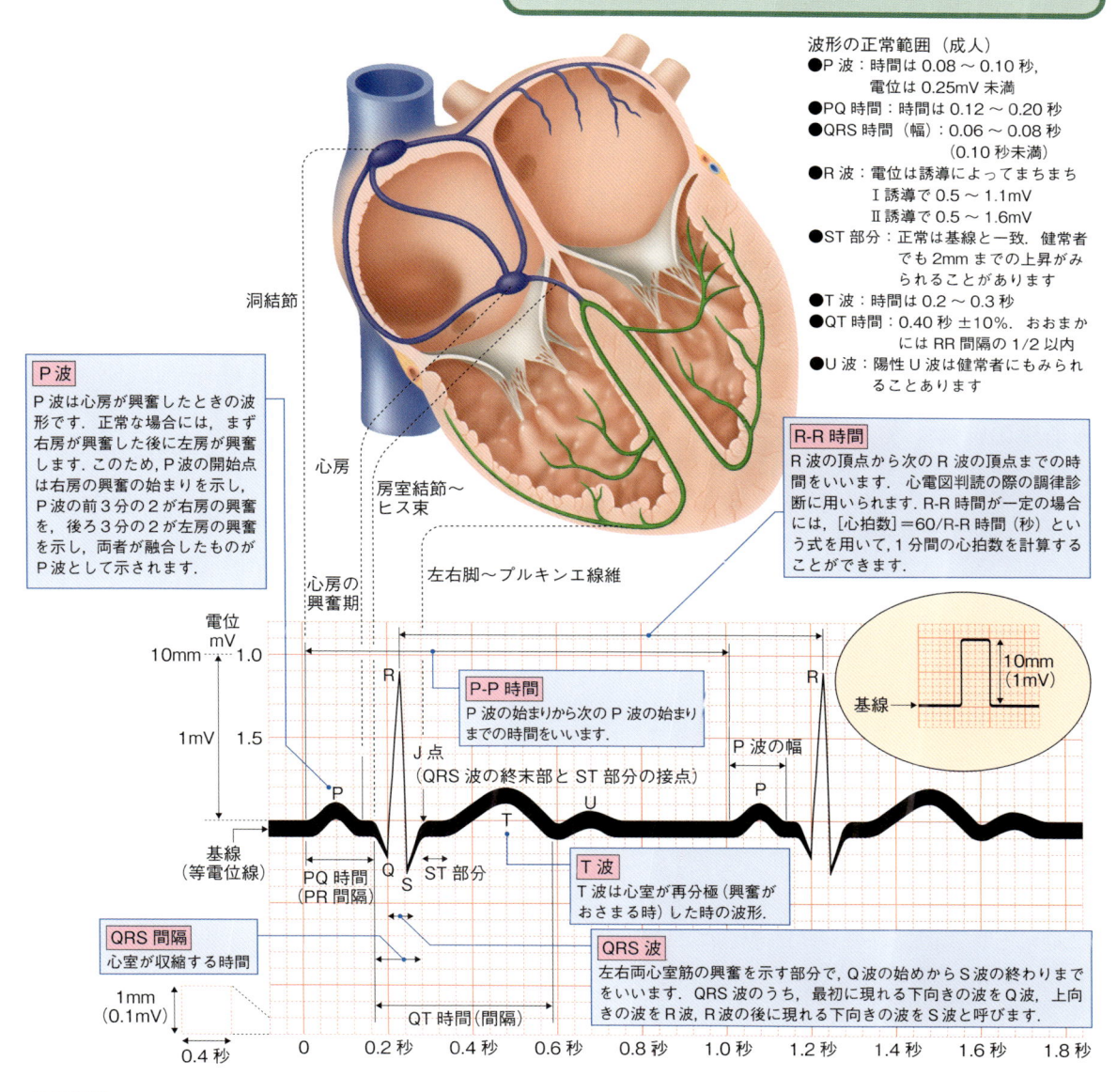

P波
P波は心房が興奮したときの波形です．正常な場合には，まず右房が興奮した後に左房が興奮します．このため，P波の開始点は右房の興奮の始まりを示し，P波の前3分の2が右房の興奮を，後ろ3分の2が左房の興奮を示し，両者が融合したものがP波として示されます．

R-R時間
R波の頂点から次のR波の頂点までの時間をいいます．心電図判読の際の調律診断に用いられます．R-R時間が一定の場合には，[心拍数]＝60/R-R時間（秒）という式を用いて，1分間の心拍数を計算することができます．

P-P時間
P波の始まりから次のP波の始まりまでの時間をいいます．

J点
（QRS波の終末部とST部分の接点）

T波
T波は心室が再分極（興奮がおさまる時）した時の波形．

QRS波
左右両心室筋の興奮を示す部分で，Q波の始めからS波の終わりまでをいいます．QRS波のうち，最初に現れる下向きの波をQ波，上向きの波をR波，R波の後に現れる下向きの波をS波と呼びます．

QRS間隔
心室が収縮する時間

心房の興奮期

PQ時間（PR間隔）　ST部分　QT時間（間隔）

10mm　1.0
1mV　1.5
1mm（0.1mV）
0.4秒

10mm（1mV）　基線

図2 心電図の基本波形と時間と記録紙の関係

✪ 正常洞調律の理解

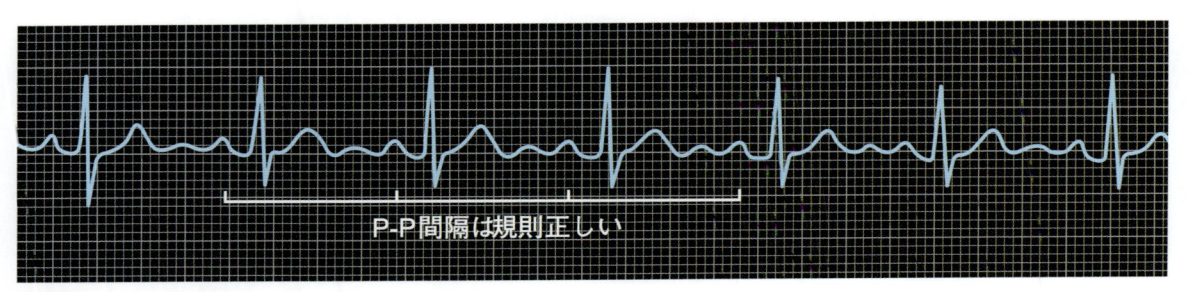

図3 正常洞調律

P-P間隔は規則正しい

◉ 正常洞調律

正常洞調律（**図3**）とは洞調律とあるように，洞結節から始まる心電図調律によって正常にリズムが刻まれている状態です（**図4**）（**図2**は正常洞調律の一波形をクローズアップしたもの）．心臓では各部位において自動能という自発的な興奮を発する機能があります．

◉ 心臓の興奮

心臓の興奮は，前述したように「洞結節→房室結節→ヒス束→右脚・左脚→プルキンエ線維」の順に伝わっていきます．通常であれば洞結節の自動能が一番早いため，房室結節〜心室筋の自動能が発現する前に洞結節からの興奮が伝わってきます．

そのため，通常の心電図では洞結節からの興奮による心臓の活動が心電図として記録されることになります．洞調律といわれるのはそのためです．

もしも，洞結節や房室結節が機能不全を起こして自動能による興奮が発現しなかったらどうなるかというと，ヒス（His）束やプルキンエ線維，心室筋の自動能による興奮で心臓は動くことになります．

たとえば，Ⅲ度の房室ブロック（洞結節，房室結節からの興奮が心室に伝わらなくなっている状態）のときには，補充調律という心拍数40回／分程度の脈が見られることがあります（p.35参照）．

この補充調律は心室筋からの自動能による興奮による電気活動であるため，心室由来の不整脈である心室性期外収縮と同じようにQRS幅が広くなった波形となります．

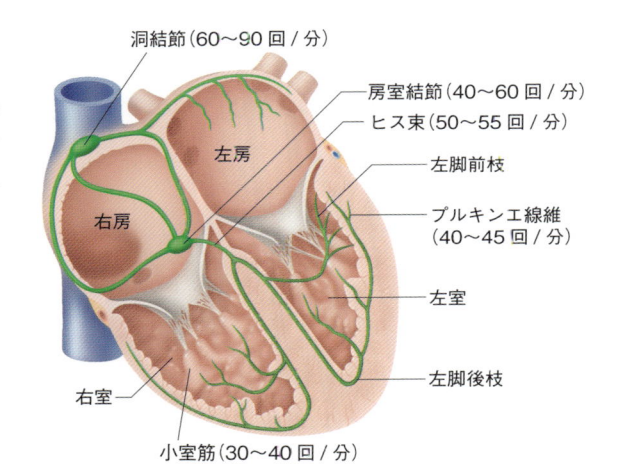

図4 各部位におけるリズム

洞結節（60〜90回／分）
房室結節（40〜60回／分）
ヒス束（50〜55回／分）
左脚前枝
プルキンエ線維（40〜45回／分）
左室
左脚後枝
小室筋（30〜40回／分）
左房
右房
右室

★ 心電図の波形の間隔と心拍数

記録用紙について

記録用紙は標準的には25mm/秒で流れるようになっています．横軸は時間を，縦軸は電位を表します（図5）．

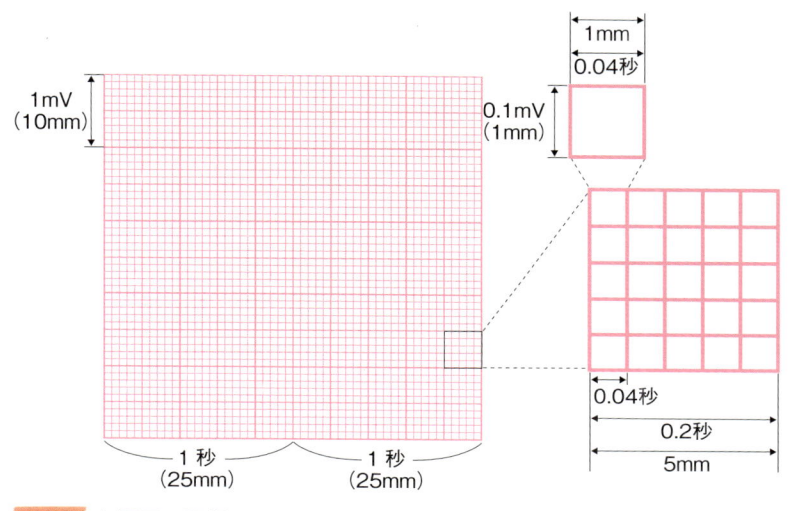

図5 心電図の記録

波形の間隔と心拍数

簡単に脈拍数を計算する場合には，図のような関係が成り立つため，5mm分のマスを1と数えてRR間隔が5mmマス何個分に相当するかを数えます（図6）．図ではRR間隔が25mmですので，5mmマス5つ分と考えます．この数（5つ分）で300を割ると脈拍数がでます．

つまり　300÷5＝60回／分となります．

以下は覚える必要はありませんが，具体的な計算をすると，RR間隔が25mmですので，25×0.04秒で1.0秒となります．1分間（60秒）を1.0秒で割ると　60÷1.0＝60回／分となるわけです．

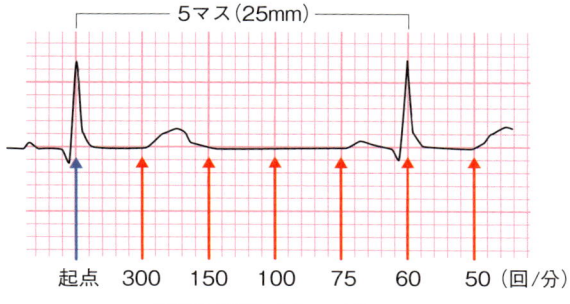

図6 脈拍数の計算法

✺ モニターの見方

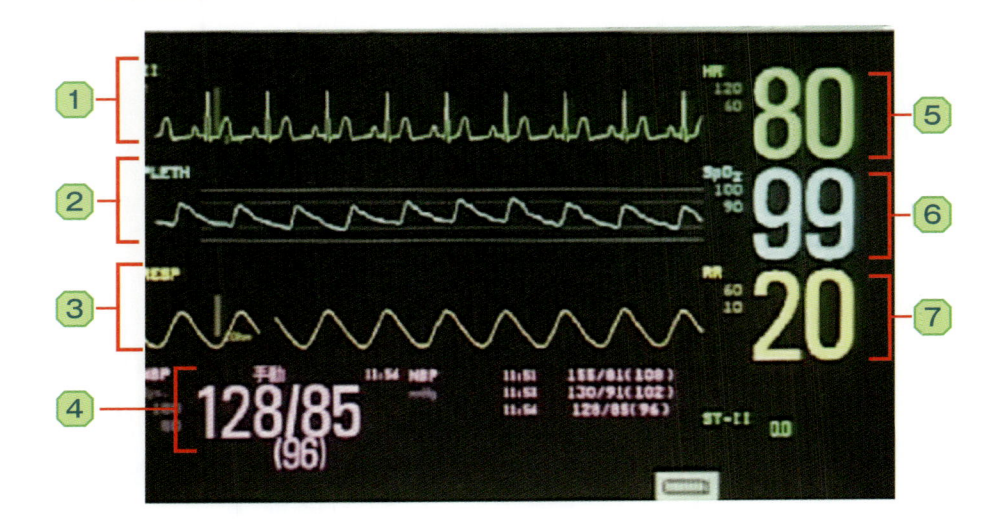

[1] 心電図波形　左端には誘導の種類が示されている．
　※この画面では洞調律

[2] SpO₂モニターで検出している脈波．

[3] 呼吸パターン
　通常，心電図，脈波は同じようなリズムを示す．

[4] 血圧
　※この画面では非観血的測定の値．機器によっては観血的測定が可能で，血圧の波形が表示されるものもある．

[5] 心拍数（回/分）：心房細動などでリズム不整がある場合には信頼度が低い．

[6] SpO₂（%）：[2]の脈波が十分に検知されていないときの値は信頼度が低い．

[7] 呼吸数（回/分）：正常（成人）体動などで乱れやすい．波形のリズムが乱れているときの画面上の呼吸回数は，信頼できる値ではない．

第3章

波形の異常を知る

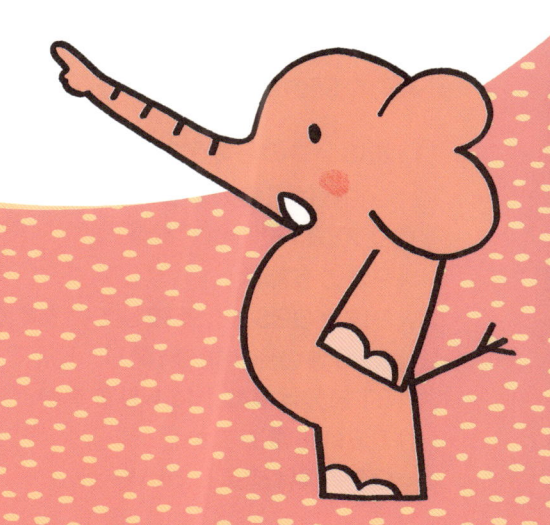

1 P波正常，QRS波正常，PQ時間正常

> ★ P波正常，QRS波正常，PQ時間正常 ➡ 正常洞調律（sinus rhythm）

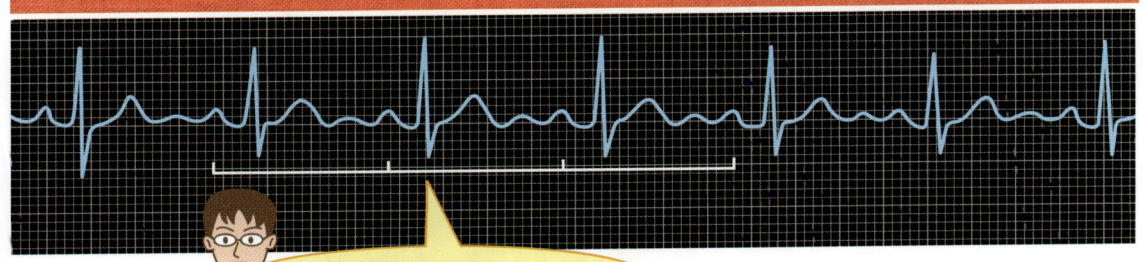

PP間隔は規則正しい

　「正常洞調律」とは不整脈がなく60～100回/分の規則正しいリズム（調律）を繰り返すものです．心電図の基本的な波形となるので記憶しましょう．洞性頻脈，洞性徐脈も洞結節がペースメーカー（歩調とり）となっている洞調律です．しかし正常ではないので「正常洞調律」とはいいません．

　またWPW症候群や右脚ブロックはリズムは整ですが，洞結節から心室までの電気刺激が正常には伝わっていませんので「不整脈」です．

◎ 波形を見るポイント（標準的な25mm/秒で記録時）

1. リズムに不整がなく規則的：PP間隔またはRR間隔が一定
2. P波の形が正常：幅0.08～0.10秒（2～3メモリ）
3. PR間隔が正常：0.12～0.20秒（3～5メモリ）
4. QRS波の形は正常：幅0.10秒未満（3メモリ以下）
5. P波のあとに必ずQRS波がつづき，P波とQRS波の数が同じ（P波とQRS波が1：1で現れている）
6. PQ時間は正常：0.12～0.20秒（3～5メモリ）
7. P波のあとにQRS波，T波が一定間隔であらわれ，このリズムが60～100回/分で繰り返される

◎ 心電図の観察のポイント

1. 誰のいつの心電図ですか
2. 心拍数は正常ですか
3. リズムは規則的ですか
4. P波の有無は
5. P波とQRS波は連続していますか（PQ時間が正常か，規則的かなど）
6. QRS波の形・幅（時間）は正常ですか
7. ST部分は基線上にありますか
8. T波は正常ですか
9. QT間隔は延長していませんか

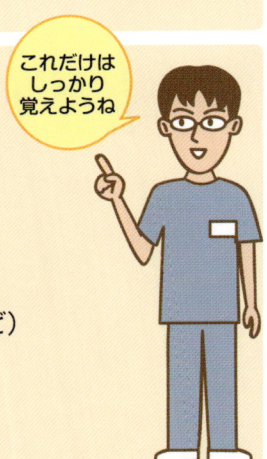

これだけはしっかり覚えようね

2 PP間隔短縮

★ PP間隔短縮（ただし，洞調律でP波，QRS波，T波が同頻度で出現）➡ 洞性頻脈

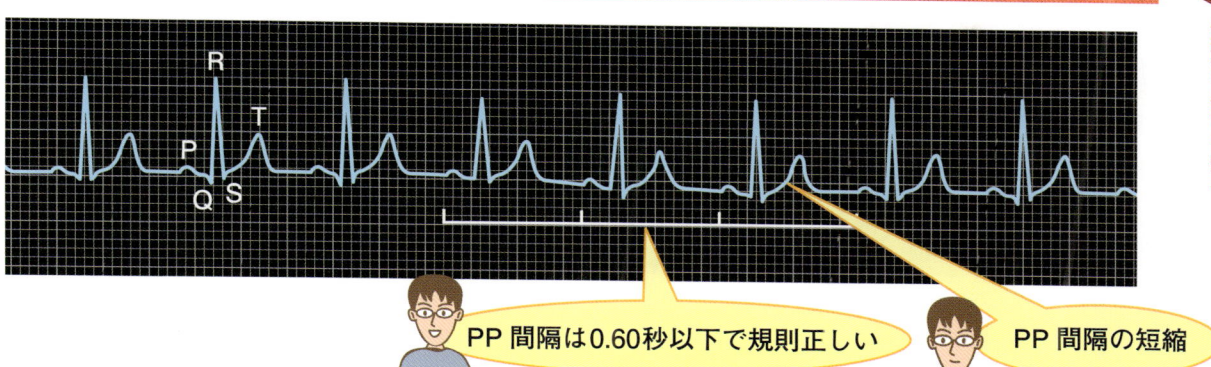

第3章 波形の異常を知る

- PP間隔は0.60秒以下で規則正しい
- PP間隔の短縮

波形を見るポイント

1. **洞調律であること**
   - 洞調律とは洞結節での刺激が心房→房室結節→心室へと伝わり，一定のリズムを規則正しく刻んでいること．基本的にはP波→QRS波→T波．
   - ただし，洞調律ではない発作性上室性頻拍（p.32）の場合は要注意！

2. **PP間隔（RR間隔）が短く，心拍数は100回/分以上であること**
   - PP間隔とは，P波の始まりから次のP波の始まりまでで，RR間隔に同じ．
   - 規則的な頻脈がみられること．
   - ただし，心拍数は，220－年齢以上にはならないこと．

3. **心拍数は徐々に増加し，徐々に減少すること**
   - 洞性頻脈と異なり発作性上室性頻拍では，突然に始まり，突然に止まる点に注意します．

対応のポイント

緊急性は少なく，そのまま経過観察を行います．ただし，バイタルサイン（体温，血圧，呼吸数）を測定し，医師に報告します．しかし，頻拍が続く場合は心臓への負荷がかかり続けている可能性があります．持続する場合には早急に原因を見つけて除去することが望ましいです．

1. **疾患が原因の場合**
   - 貧血，失血，低酸素状態，甲状腺機能亢進症，ショック，心不全などではその治療が優先されます．

2. **患者さんの状態が原因の場合**
   - 発熱，体動，精神的興奮，不安，疼痛，摂食などでもみられるため，患者さんの状態を確認します．
   - 安静，深呼吸などで交感神経亢進の解除に努めるとともに，患者さんの不安や苦痛を軽減させるよう援助します．

3. **薬が原因となる場合もある．**
   - 心不全治療薬のアドレナリン，イソプロテレノール配合薬，ドパミン塩酸塩や散瞳薬のアトロピン硫酸塩水和物など薬の影響でも起こりえます．問診やカルテなどで確認します．

3 PP間隔の延長

✱ PP間隔の延長 ➡ 洞性徐脈

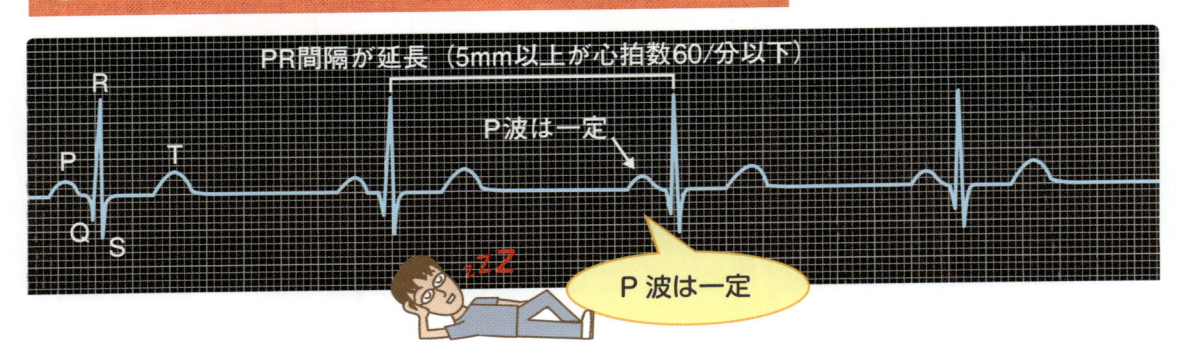

PR間隔が延長（5mm以上が心拍数60/分以下）
P波は一定
P波は一定

🔆 波形を見るポイント

① 洞調律であること
・波形は洞調律と同じ，P波，QRS波，T波が同頻度で出現します．
・P波の形は正常な洞調律時と同じで，変形はみられません．

② PP間隔（RR間隔）が長く，心拍数は60回/分以下であること．
・PQ間隔は正常（0.12～0.20秒）です．

🔆 対応のポイント

　高度な徐脈や徐脈による症状がない限りは危険性は少なく，そのまま経過観察を行います．

① 一過性で治療の対象外の場合も多いですが，バイタルサイン（体温，血圧，呼吸数）を測定し，医師に報告します．

② 閉塞性黄疸，頭蓋内疾患，急性心筋梗塞，心筋炎，甲状腺機能低下症などの患者さんに起こりやすく，その治療が優先されます．

③ 高齢者，スポーツ選手，低体温などの人や迷走神経（副交感性）が刺激された状態（頸動脈洞マッサージ，眼球圧迫，バルサルバ手技，強い疼痛時など）によっても起こるので，患者さんの状態を注意して観察します．

④ ジギタリス製剤，β遮断薬，Ca拮抗薬などの薬によってもみられることがあります．問診，カルテなどで確認します．

📖 知っておこう！

● **徐脈は一時的か，継続的か**
・50回/分以下の徐脈が恒常的にみられる場合は要注意です．洞不全症候群（p.25）を疑う．めまい，失神などの症状があれば人工ペースメーカーの適応となります．

● **補充収縮が見られるか**
・心房への刺激が長い間起こらないと，房室結節あるいは心室（ヒス束，プルキンエ線維）から補充の刺激が出て，心拍出を補うことがあります．徐脈性の不整脈を起こす基礎疾患の存在が考えられます．
・房室結節で起こる補充収縮（房室接合部性補充収縮）の波形の特徴は，P波がない，あるいはQRS波の前か後ろに陰性P波をみることです．
・心室から起こる補充収縮（固有心室性補充収縮）の波形の特徴は，P波がなく，それまでとは違った幅広いQRS波が出現することです．

● **洞性不整脈（P波の出現が不整）を伴うか**
・呼吸性不整脈（吸気時に早く，呼気時に遅くなる生理的なもの）の場合は，とくに目立つもの以外は治療を要しませんが，呼吸とは関係のない病的（自律神経疾患，虚血性心疾患など）なものによっても起こるため注意しましょう．

4 P波の異常①：P波消失

★ P波消失 ➡ 洞停止（洞結節での刺激発生の一時中断→洞結節と心房間の伝導障害）

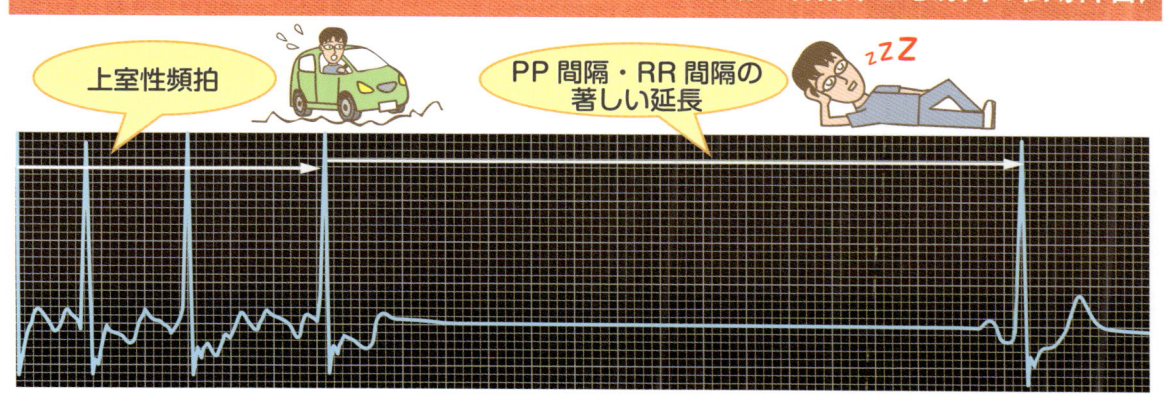

上室性頻拍　　PP間隔・RR間隔の著しい延長

波形を見るポイント

1 P波消失

・洞調律で経過している途中で，突然にP波が消失し，続いてQRS波も消失します．
・P波の消失に規則性はなく，著しい徐脈を示します．
・3秒以上P波の出現がなく，洞結節での刺激発生は停止し，心房に刺激が伝わらない状態です．
・洞停止間が長引くと，房室接合部（まれに心室）からの刺激で補充収縮が起こることが多い．この場合，P波はなく，QRS波は基本調律とは異なる波形となります．
・心電図では一定時間（補充収縮が起こるまで，または起こらない場合もある），基線のみとなります．

知っておこう！

● 洞停止のPP間隔
・洞房ブロックとは異なり，洞停止のPP間隔は基本調律の整数倍ではありません．

対応のポイント

厳重な監視を行います．

1. バイタルサイン（体温，呼吸数，とくに血圧）を測定しながらただちに医師に報告します．
2. 洞機能不全症候群の1つ（洞房ブロックとともにⅡ型に分類される）であるため，めまい，失神などの臨床症状がある場合は，ホルター心電計などでの精査が必要となります．
3. 洞停止の期間が長く，その間に洞結節より下位からの補充調律がなければ，心停止，失神発作が起こる危険な状態となります．
4. 洞不全症候群，急性心筋梗塞などの患者さんに起きやすく，心停止を起こす危険性があります．注意深くモニタリングを行い，体外ペーシング（除細動器に機能が付属していることがある）や救急カートの準備をしておきます．
5. 迷走神経（副交感性）の緊張が高度になった状態（頸動脈洞マッサージ，眼球圧迫，強い疼痛時など）でも起こることがあるため，患者さんの状態を注意して観察します．
6. ジギタリス製剤や抗不整脈薬のキニジン硫酸塩水和物などの薬によっても起こることがあります．問診，カルテなどで確認します．

5 P波の異常② P波消失，PP間隔延長

✱ P波消失，PP間隔延長 ➡ 洞房ブロック（洞結節と心房の間の伝導障害）

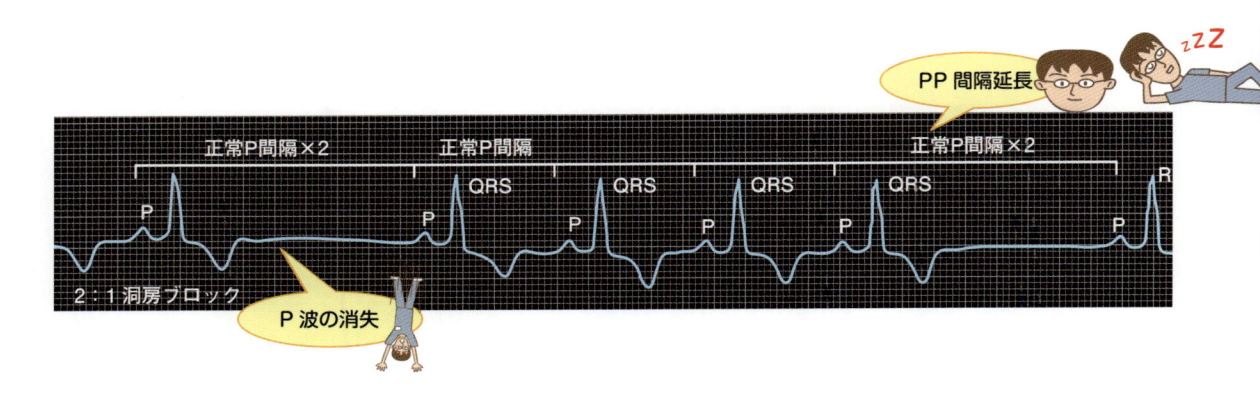

（PP間隔延長）
（P波の消失）
2：1洞房ブロック

🔆 波形を見るポイント

1 P波消失，つづくQRS波も消失

- 突然にP波が消失し，それに続くQRS波も消失します．そのため，PP間隔は延長します．延長したPP間隔は，通常のPP間隔の2倍（または整数倍）となります．
- 数秒間の波形消失後に洞調律に戻る場合は，洞結節からの刺激は規則的に出ているものの，心房との間に一時的な伝導障害があることを示しています（モビッツⅡ型：洞房ブロックではこの型が多い）．
- モビッツⅠ型の洞房ブロックでは，長いPP間隔は通常のPP間隔の整数倍にならず，PP間隔は徐々に短縮し，突然長くなります．ただし，心電図は洞房結節から心房に伝わる様子は反映されないため（P波の出現から始まる），心電図上では診断できません．

📝 知っておこう！

- 洞性不整脈，非伝導性上室期外収縮との違い
- 洞房ブロックでは，基本の調律が洞調律であること，P波が規則的であることが決め手．洞性不整脈ではP波が不規則．
- 非伝導性上室期外収縮ではP波はありますが，T波に重なり見えないことが多くあります．T波が変形していればP波が重なって隠れている可能性が高くなります．また，延長したRR間隔が，基本調律の2倍以下であることから判断します．

🔆 対応のポイント

厳重な監視を行います．

1. 洞機能不全症候群の1つ（洞停止とともにⅡ型に分類される）であるため，めまい，失神などの臨床症状がある場合は，ホルター心電計などでの精査が必要となります．
2. 洞結節の栄養血管である冠状動脈の虚血，心筋炎などの患者さんに起こりやすく，注意深いモニタリングを行います．
3. ジギタリス製剤，β遮断薬，Ca拮抗薬などによって誘発されることがあります．問診，カルテなどで確認します．

6 P波の異常③ 早いP波の出現

⭐ 早いP波の出現 ➡ 上室性期外収縮（心房あるいは房室接合部からの異所性刺激による心房収縮）

P波とP'波の形が異なる

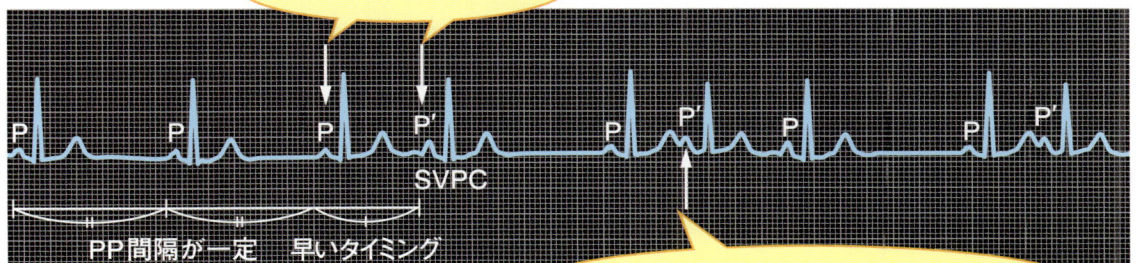

SVPC

PP間隔が一定　早いタイミング

早いP波 ⬆

P'波はT波に重なって出現することもある

🌞 波形を見るポイント：タイミングの早いP'波の出現

① 基本の調律周期よりも早期に生じる収縮を期外収縮といい，心房あるいは房室接合部からの期外収縮を上室性期外収縮といいます．

② 基本の調律よりも早く，突然に心房あるいは房室接合部からの刺激（異所性刺激）によってP波（P'波）が出現します．そのため，PP'間隔，RR間隔が短縮します．

③ 期外収縮が出現した後はリセットされ，P'波とその後のP波の間隔は基本の波形とほぼ同一で，P'P≒PPとなります．

④ P'波の形は異所性に出現するため，通常のP波と異なります．心房性の異所性刺激では先行するP'波がみられますが，房室接合部性では下から上へ逆行伝導を示す陰性P'波か，QRS波の前か後にくることも，QRS波に隠れて見えないこともあります．

⑤ 期外収縮に続くQRS波，T波は基本調律の波形と同じか，よく似た波形となります．

📝 知っておこう！

● 上室性期外収縮の多発・連発に要注意！
・上室性期外収縮は，健常な人でもよく見られるものですが，多発や連発する頻度が高い場合は，「心房細動（Af）」に移行することがあるため，注意して経過を観察することが重要です．

🌞 対応のポイント

注意して観察すべき心電図波形です．

① バイタルサイン（体温，血圧，呼吸数）を測定し，医師に報告します．

② 期外収縮が頻発したり，連続して起こる場合は，心房細動・粗動に移行する危険性があります．注意してモニタリングする必要があります．

③ 急性心筋梗塞，高血圧性心疾患，心不全，甲状腺機能亢進症の患者さんにも起こりやすく，その治療が優先されますが，注意深い観察は言うまでもありません．

④ ジギタリス製剤によって誘発されることがあります．問診，カルテなどで確認します．

⑤ 睡眠不足，疲労，喫煙，コーヒーなどの多飲などによっても起こることがあり，健常者でもよくみられます．起こる頻度が少なければ，放置していても問題はありません．

7　P波の異常④　P′波の出現＋幅広のQRS波

✱ P′波の出現＋幅広のQRS波 ➡ 上室性期外収縮変行伝導（期外収縮による伝導が，右脚の不応期にあたることで起こる現象）

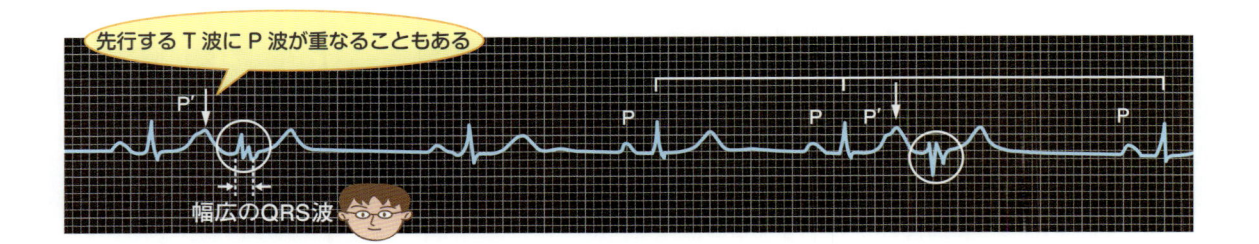

先行するT波にP波が重なることもある

幅広のQRS波

🔧 波形を見るポイント

1　幅広いQRS波がみられます（3メモリ以上）

- 上室性期外収縮のQRS波は，通常，基本波形に同じですが，幅広いQRS波を伴うことがあります．この現象を心室内変行伝導といいます．左脚の不応期よりも長い右脚の不応期にあたるために起こり，QRS波形は右脚ブロック型（p.46）がほとんどです．
- 不応期とは，1つの刺激が心筋を興奮させた後に，次の刺激がきても心筋がそれに反応しない一定の期間をいいます．不応期の期間は心臓の部位によって異なり，房室結節が最も長く，心房細動など高頻度の刺激が心房から出てもそのすべてが心室に伝わるのを防いでいます．
- 右脚の不応期は左脚よりも長く，上室期外収縮の伝導が右脚の不応期にぶつかると，右室に刺激伝導が遷延する右脚ブロック型となります．右脚ブロックは，右室への刺激伝導が障害され，左脚のみに伝導されて左室が興奮した後に右室に伝わるため，心電図波形ではQRS波は幅広く変形した形となります．

2　先行するP′波があるか

- 期外収縮による幅広いQRS波の出現は，心室性期外収縮でも見られ，まぎらわしいため鑑別が必要です．P′波の存在が上室性期外収縮変行伝導であることを示しています．
- 心室性期外収縮では心房の収縮よりも心室の収縮が先に起こるため，QRS波の前にP′波はありません．
- 非代償性の期外収縮であることからも，上室性期外収縮変行伝導と判別できます．

📝 知っておこう！

●代償性か非代償性か

- 期外収縮によるQRS波を挟むRR間隔（連結期＋休止期）が基本調律の2倍の場合を代償性期外収縮といい，ペースメーカーである洞結節に影響がない心室性期外収縮でみられる特徴です．
- これに対して2倍以下の場合を非代償性期外収縮といい，洞結節がリセットされる上室性期外収縮（心房性）でみられる特徴です．連結期とは期外収縮とそれに先行するR波との間隔をいい，休止期は期外収縮とそれに続くR波との間に長い間隔がある場合にその間隔をいいます．

⚙️ 対応のポイント

1 上室性期外収縮（p.27）と同様です．

8 P波の異常⑤ P′波は出現するが，それに続くQRS波がない

> ★ P′波は出現するが，それにつづくQRS波がない ➡ 非伝導性上室性期外収縮（期外収縮による伝導が，房室伝導系の不応期にあたることで起こる）

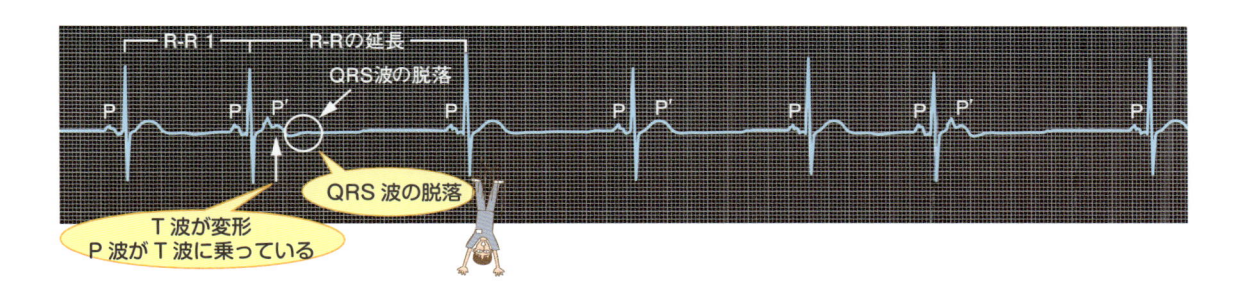

R-R 1　R-Rの延長
QRS波の脱落
T波が変形
P波がT波に乗っている

波形を見るポイント

1 P′波はあるが，QRS波がない
・上室性の異所性刺激が洞結節からの刺激より早期に出現したため，その刺激の伝導が房室伝導系（房室結節，ヒス束）の不応期にあたり，その影響で刺激が心室に伝わらなかったものである．

2 T波の形を見る
・RR間隔が広がる直前のT波の頂点付近のT波を見る．他のT波と比べて形が変形している．T波にP′波が乗っている（隠れている）可能性が高いことを示している．

3 RR間隔を見る
・広がっているRR間隔が，基本調律のRR間隔の2倍以下であれば，非代償性（p.28）が特徴である上室性期外収縮と判別できる．

知っておこう！

●洞房ブロック，洞停止との鑑別
・P波とそれに続くQRS波が消失する洞房ブロックや洞停止と間違えがちです．P波があれば上室性期外収縮という判断になりますが，P波がT波に重なっている場合もあり，T波の形をよくみて変形がないかを見きわめます．
・RR間隔を見る．広がっているRR間隔は，洞房ブロックでは基本調律のRR間隔の整数倍です．2倍以下であれば非代償性（p.28）が特徴である上室性期外収縮と判別できます．洞停止ではP-QRS波の出現しない時間に規則性はありませんが，P波が3秒以上ないことで判断できます．

対応のポイント

1 上室性期外収縮（p.27）と同様です．

9 P波の異常⑥ P波消失，f波出現，RR間隔不規則

❌ **P波消失，f波出現，RR間隔不規則**（心房筋が350回/分以上の高頻度で不規則な興奮と収縮を行う上室性の頻拍）➡ **心房細動（Af）**

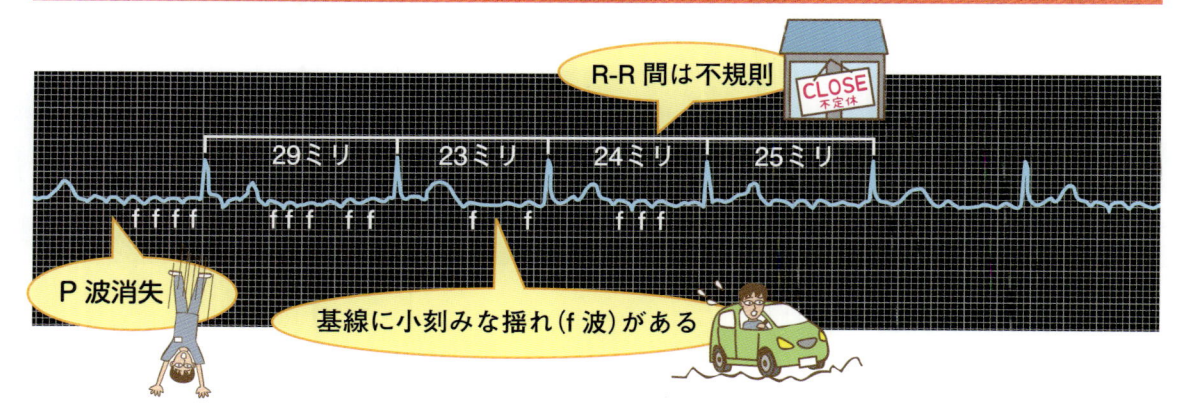

R-R間は不規則
29ミリ　23ミリ　24ミリ　25ミリ
P波消失
基線に小刻みな揺れ（f波）がある

📙 波形を見るポイント

1 RR間隔が不規則
- 通常は基本調律のQRS波と同じ形です．
- ただし，RR間隔が狭くて不規則な場合は，心室内変行伝導*を生じて幅広くなる．
- 不規則な心房の興奮波（f波）は，房室結節で無秩序にブロックされるため，心室の収縮も不規則となり，RR間隔も不規則となります．

2 P波消失，f波出現（平坦化する場合もあるため，必ずしもf波がはっきりと見つけられないことがある）
- 心房内に起こる多数の異所性刺激あるいはリエントリー（別の刺激伝導路）により（図1），心房は細かく震えるのみで収縮が起こりません．
- そのため，P波は消失し，代わりに大きさや形の異なる心房の興奮波（f波，細動波ともいう）が出現します．
- f波は，基線の不規則な細かい揺れ，または平坦化して心電図上に現れます．

📝 知っておこう！

- **WPW症候群（p.48）や脚ブロック（p.45，46）との併発**
  - 血行動態の破綻や心室細動へ移行することがあるため要注意です．
- **血栓による脳塞栓症（図2）**
  - 心房細動の合併症に左房内に形成される血栓による心原性脳塞栓症がある．心房細動が48時間以上持続すると血栓が形成されやすい．予防には60歳以下の孤立性心房細動を除いて，抗血小板薬または抗凝固薬の投与が勧められています．
- **洞調律，発作性上室性頻拍，心房粗動などとの鑑別**
  - f波が平坦化している場合で，RR間隔にあまり差がないと洞調律と勘違いするおそれがある．RR間隔がたとえ微妙でも，その変化とP波の有無をチェックする．
  - 発作性上室性頻拍（p.32）とはRR間隔，P波など，心房粗動（p.34）とはQRS波へ伝わる伝導比率の規則性の有無などをチェックするが，12誘導心電図が必要となる場合もある．

用語解説
＊1 心室内変行伝導
心房に発生した異所性興奮が心室中隔に伝わった際に，右脚の不応期にぶつかると，QRS波が右脚ブロック型の幅広い波形になること．

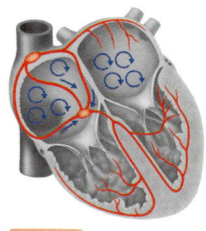

図1 心房細動

> 精査が必要にもなります．

対応のポイント

心拍数はモニター上の数値ではなく，1分間の実測が必要です．

1. 心房細動は**表1**に示したように3つに分類されます．発作性心房細動では，動悸，胸部不快感，倦怠感などがみられることがあるが，その他では無症状のことが多いです．無症状の場合は要観察，症状がある場合はバイタルサイン（体温，血圧，呼吸数）を計測し，ドクターコールしましょう．その際，心房細動の既往と基礎疾患の有無を確認し，内服治療が行われている場合は服薬コンプライアンスと心拍数のコントロール状況を確認します．
2. 心房細動が起こる原因には左房負荷，自律神経活動，心房筋の異常興奮などが関与しています．したがって，高血圧症，虚血性心疾患，僧帽弁膜症，甲状腺機能亢進症，慢性閉塞性肺疾患（COPD）の患者さんなどに起こりやすいのです．
3. 基礎疾患がなくても過労，過度の飲酒・喫煙，脱水などによっても起こることがあります（孤立性心房細動）．
4. 治療は，病態に応じて除細動や心拍数のコントロールが行われます．発症48時間以内であれば除細動での洞調律への回復を目指すこともありますが，慢性心房細動の場合は心拍数のコントロールと脳塞栓症に対する抗凝固療法が一般的である．

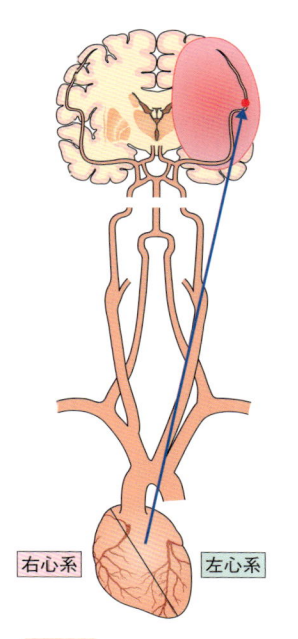

図2 心原性脳梗塞症

代表例は脳梗塞ですが，脳以外の臓器へ血栓が飛んで閉塞し，臓器障害を起こす可能性があります．

表1 心房細動の分類

発作性心房細動	突然始まり，自然に洞調律に戻るもの
持続性心房細動	薬を使用して洞調律に戻るもの
慢性（永続性）心房細動	除細動されずに半年以上持続するもの*

*安定した慢性心房細動の患者さんのなかにはf波が平坦化して，一見洞調律と勘違いしやすい波形もあるので注意が必要です．

用語解説

＊2 COPD
慢性閉塞性肺疾患：chronic obstructive pulmonary disease
有毒な粒子やガス（たばこの煙）を長期間にわたって吸入・曝露することで生じる肺の炎症性疾患です．症状は労作時呼吸困難，慢性の咳や痰がみられます．

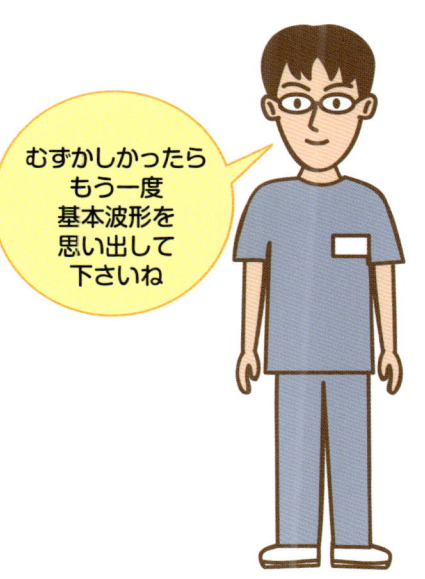

> むずかしかったらもう一度基本波形を思い出して下さいね

10 P波の異常⑦

P波不明瞭，QRS波正常か延長，RR間隔は短く規則的

⭐ P波不明瞭，QRS波正常か延長，RR間隔は短く規則的 ➡ 発作性上室性頻拍（PSVT）

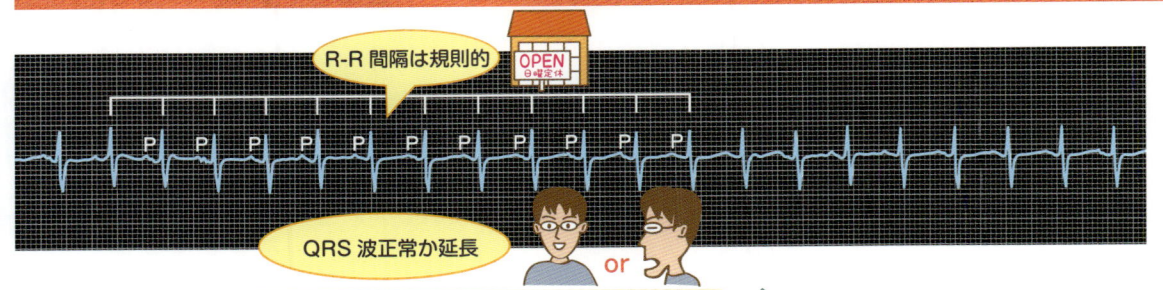

R-R間隔は規則的
QRS波正常か延長

🌞 波形を見るポイント

1 P波不明瞭

- 異所性の自動能（自発的に刺激を出すこと）の亢進によるものと，リエントリー（別の刺激伝導路）によるものがあるが，リエントリーによるものが大部分です．
- 次の4つに分類されます．
  ①洞結節回帰性頻拍（SNRT）：洞結節と隣接の心房筋の間で旋回します．
  ②回帰性心房頻拍（AT）：心房内の小回路を旋回する．自動能亢進によります．
  ③房室結節回帰性頻拍（AVNRT）：房室結節近傍に伝導性の異なる伝導路が存在し，そこを旋回します．
  ④房室回帰性頻拍（AVRT）：WPW症候群（p.48）に生じます．ケント束という副伝導路を介して旋回します．心房→ケント束→心室→ヒス束→房室結節を旋回する「逆行性AVRT」と，房室結節→ヒス束→心室→ケント束→心房の順に旋回する「順行性AVRT」があります．
- そのため，P波は変形したり，QRS波の前，直後，少し後に出現あるいはQRS波内に重なるなど不明瞭となります．

2 QRS波が正常か延長，RR間隔は短く規則的

- QRS波は逆行性AVRTのときにデルタ波を伴うために幅広くなります．デルタ波は心房の興奮が房室結節以外の経路を通るために記録される波形で，QRS波の立ち上がりにみられる緩やかな傾き部分をいいます．
- 上記以外は，QRS波は洞性の形と同じです．
- RR間隔は頻拍であるため短いのですが，規則的です．

📝 知っておこう！

WPW（Wolff-Parkinson-White syndrome）症候群と発作性上室性頻拍

- WPW症候群は心室早期興奮症候群ともいわれます．心電図上では，PQ間隔短縮，幅広いQRS波，デルタ波が特徴的です．発作性上室性頻拍は，刺激が正常な刺激伝導路を通って心室を刺激した後，再びケント束を逆行して心室に戻り旋回することで生じます．

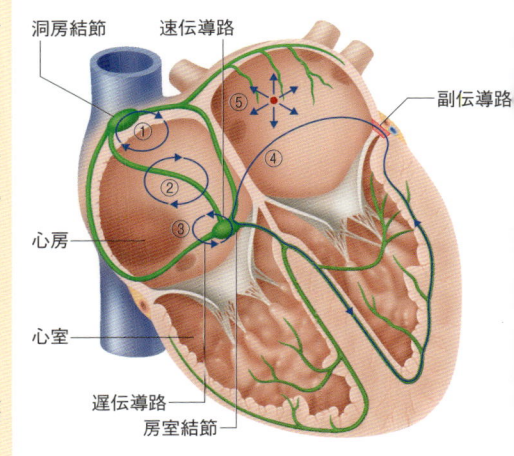

図1 発作性上室頻拍のメカニズム
①洞結節回帰性頻拍（SNRT）
②回帰性心房頻拍（AT）
③房室結節回帰性頻拍（AVNRT）
④房室回帰性頻拍（AVRT）
⑤異所性自動能亢進による心房頻拍（AT）

> 精査が必要になります．

対応のポイント

1. バイタルサインをチェックし，ドクターコールします．発作の停止した仕方（発作性上室性頻拍は突然に始まり，突然に終結する），発作の起こる頻度，持続時間などを注意深く観察します．
2. 発作が頻発する場合，日常生活に支障を及ぼすような症状（強い動悸，呼吸困難，不安感など）がある場合は，薬物療法などが行われます．
3. 抗不整脈薬が効かない場合や血行動態が不安定な場合は，電気ショックによる除細動が行われます．除細動器，救急カートを準備します．
4. 高血圧性心疾患，慢性肺疾患，甲状腺機能亢進症，WPW症候群，ジギタリス中毒などの患者さんに起こりやすいです．病歴から原因疾患，原因薬物をチェックします．また，基礎疾患がなくてもストレス，不眠，過度の飲酒などでも起こることがあります．
5. モニター心電図では洞性頻脈との鑑別が難しいので，12誘導心電図をとります．
6. 頸動脈洞マッサージ（首を手でもむ），眼球圧迫，息ごらえなどの迷走神経刺激法で発作が停止することがあります．

頸動脈洞マッサージ

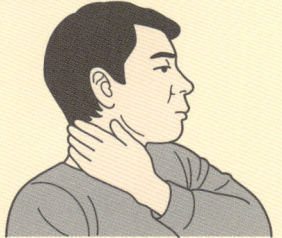

右側をマッサージし，効果がなければ左側を行う．
心停止をきたす可能性があるので両方同時に行わないようにする．
高齢者や頸動脈の狭窄などがある場合には行わないことがあるため，注意が必要です．

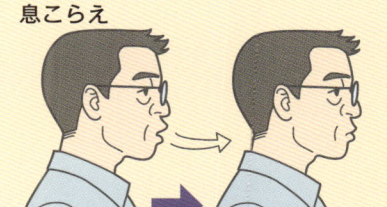

息こらえ

息を吐いてから息をこらえる．

> 発作性上室性頻拍の種類をしっかりおぼえておこう！洞性頻拍の上限は220－年齢でしたよね？これより心拍数が多い場合には不整脈を考慮します．

用語解説

*1 洞結節回帰性頻拍
SNRT：sinus node reentrant tachycardia

*2 心房頻拍
AT：atrial tachycardia

*3 心房頻拍
AVNRT：atrioventricular nodal reentrant tachycardia

*4 心房頻拍
AVRT：atrioventricular reciprocating tachycardia

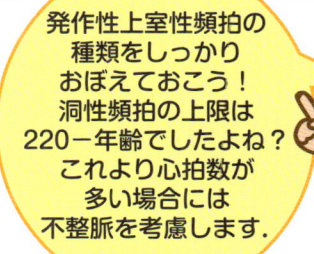

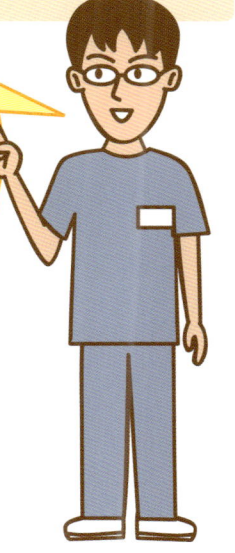

11 P波の異常⑧ P波消失，F波出現，RR間は規則的

★ **P波消失，F波出現，RR間隔は規則的 ➡ 心房粗動（AF）**（心房が規則的に250〜350回/分で，規則正しく興奮する上室性の頻拍）

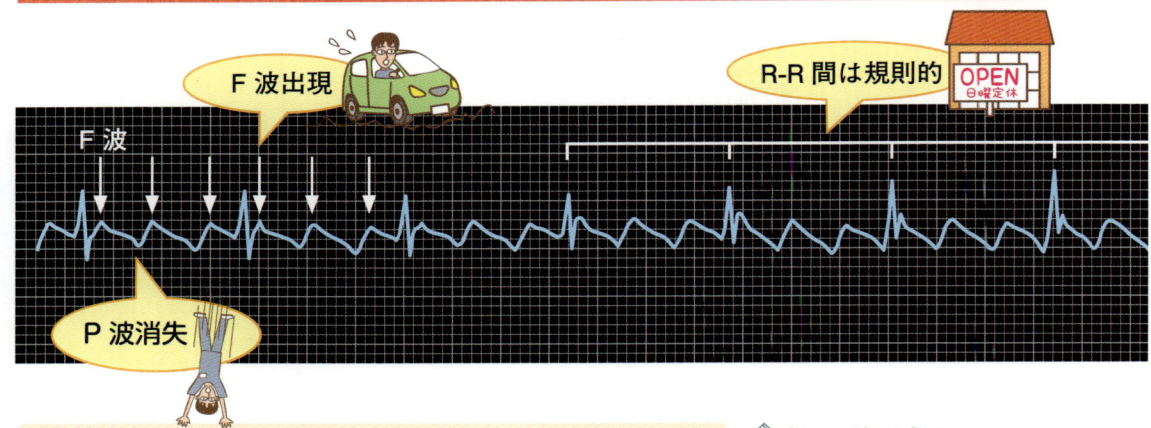

F波出現
F波
P波消失
R-R間は規則的

📋 波形を見るポイント

1 P波消失，F波出現
- 心房粗動（Af）の大部分は，洞結節以外の箇所から発生した刺激が心房内を大きく回るリエントリー（別の刺激伝導路）によって，250〜350回/分の頻度で心房が興奮している状態です（図1）。
- そのため，P波はなく，その代わりに心房内の旋回を示すF波が出現します。F波は，心電図上では鋸歯状の形で，基線は水平部分が見られず，規則的に揺れています。

2 RR間隔は規則的
- F波は基本的には一定の割合で心室に伝えられ，その比率によって1：1（F波1，QRS波1の割合），2：1，3：1，4：1伝導となり，RR間隔は規則的となります。
- 通常では2：1〜4：1伝導だが，1：1伝導となることもあります。
- 伝導比率が一定せず，RR間隔が不規則なものもあります。

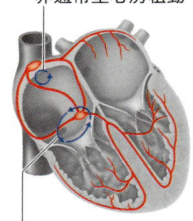

📝 知っておこう！

●伝導比率
- 1：1伝導では心室も250〜350回/分で興奮することになり，心拍出量は著しく低下し，ふらつき，失神，心不全を生じることがあり，要注意です。また，この伝導比率ではF波は不明瞭となり，変形のQRS波が出現するため，心室頻拍（p.38）との鑑別が必要な場合もあります。
- 2：1伝導でも心拍数は130〜180回/分となり，ふらつき，失神，心不全を生じる危険があります。また，洞性頻脈との鑑別も難しいです。
- 4：1伝導では心拍数は70〜80回/分で，無症状な場合もあります。

非通常型心房粗動
通常型心房粗動（三尖弁のまわりを旋回）

図1 心房粗動の興奮旋回路

精査が必要です

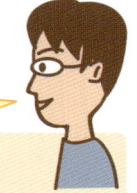

⚙️ 対応のポイント

1. バイタルサイン（体温，血圧，呼吸数）をチェックし，ドクターコールします。
2. 心房粗動は早めに洞調律に戻す必要があるため，抗不整脈薬や電気的除細動が必要となることもあります。
3. 健常者に心房粗動が起こることはほとんどありません。高血圧性心疾患，虚血性心疾患，肺性心など心臓に異常をきたす疾患や甲状腺機能亢進症の患者さんに起きやすいです。
4. 抗不整脈薬による心房細動の治療中に，あるいはジギタリス製剤などで治療中に心房細動や房室ブロックに移行することがあります。
5. 病歴から原因疾患，原因薬物のチェックと注意深い観察が重要です。

12 P波の異常⑨ P波がない，幅広いQRS波

> ✖ P波がない，長い休止期，幅広いQRS波 ➡ 心室補充収縮（ventricular escape beat）

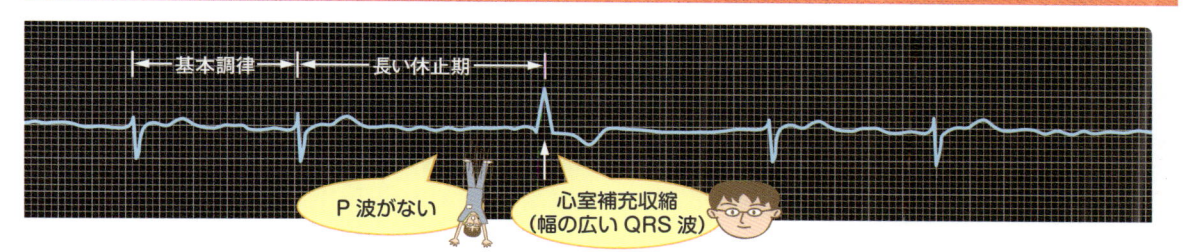

（基本調律／長い休止期）

P波がない
心室補充収縮（幅の広いQRS波）

補充収縮とは，洞性徐脈や洞不全症候群，Ⅱ度やⅢ度房室ブロックなどにより洞結節が刺激をだせなくなってしまったときに，刺激伝導系のいずれかの箇所が刺激を出して，心臓の拍出を補おうと起こる心室の興奮です．

📖 知っておこう！

原因となる徐脈性不整脈疾患（虚血性心疾患や心筋症など）への対処が必要で，補充収縮が起こらないとめまいや失神発作などを起こすので要注意です．

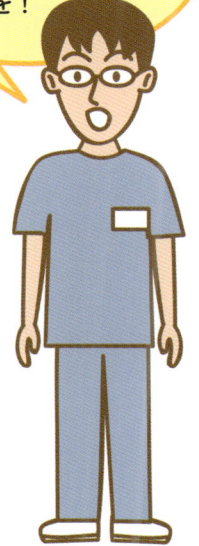

☀ 波形を見るポイント

1. **長い休止期の後にみられるP波のない幅広いQRS波**
   - 房室接合部より下位に伝導障害がある場合に，心室起源（プルキンエ線維，心室筋）の刺激が代償的に発生しています．

単発的に生ずる場合を補充収縮，数拍以上続く場合を補充調律といいます．重篤性の高いものは緊急対応を！

☀ 対応のポイント

1. 徐脈に対する対処が必要です．重篤性の高いものは波形とバイタルサインを確認し，ドクターコールのうえ救急カートを準備する．
2. 体外式ペーシング（除細動器で機能が付属するものもあり）やペースメーカー植込みなど，徐脈に対する治療が必要となることがあります．
3. 医原性（薬剤性）に徐脈となり発症する場合もあるため，内服薬のチェックも忘れずに．

13 QRS波の異常① 予測より早く出現するQRS波，先行するP波がない，幅広いQRS波

★ QRS波の異常①➡心室性期外収縮（PVC）（心室から生じる期外収縮（基本調律よりも早期に収縮が生じること））

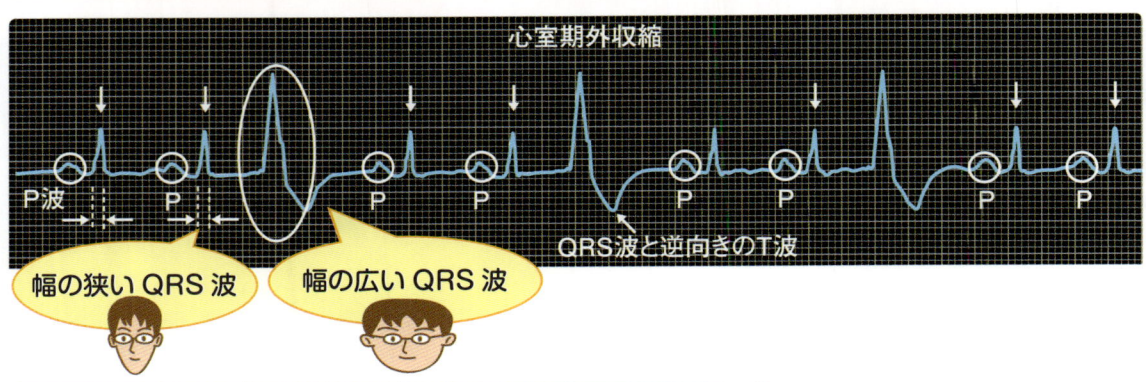

心室期外収縮

幅の狭いQRS波　幅の広いQRS波　QRS波と逆向きのT波

予測より早く出現するQRS波，そのQRS波には先行P波がなく幅広（3メモリ以上）で，逆向きのT波を伴います．

波形を見るポイント

1 予測より早く出現するQRS波，先行するP波がない
- 心室からの異所性刺激によって心室が収縮するため（図1），予測する周期よりも早期にQRS波が生じます．
- 心室の収縮が心房の収縮よりも先に起こるためP波はありません．

2 幅広いQRS波
- 心室から生じる異所性刺激は，伝導速度の遅い固有心筋を通って心室を収縮させるために時間がかかり，QRS波の立ち上がりが緩慢となり幅広く3メモリ（0.12秒）以上となります．ただし，刺激の生じた場所（右室，左室）によって波形の形は異なってきます．
- また，ヒス束近くで異所性刺激が生じた場合は，通常の心室内伝導様式となるため，洞性のQRS波とほぼ同じ波形となります．

3 代償性休止期を伴うか，間入性心室性期外収縮か
- 心室性期外収縮の後に長い休止期がみられる場合を代償性休止期を伴う心室性期外収縮といいます．心室期外収縮ではこのパターンが多く，期外収縮を挟むRR間隔は基本調律のRR間隔の2倍となります．期外収縮が逆行し，洞結節をリセットすると，その時点から再び洞調律が始まるため，長い休止期が生じます．補充収縮（p.35）との鑑別が必要です．
- 基本調律の間に心室性期外収縮が入り込んでいる場合（長い休止期がない場合）を間入性心室性期外収縮といいます．このときの期外収縮を挟むRR間隔は基本調律のRR間隔と同じです．心室内変行伝導（p.28）との鑑別が必要です．

📝 知っておこう！

心室性期外収縮の分類
- 単発，連発，多形など出現の仕方によって重症度やその対応も異なります．Lown分類とその対応を示します（表1，2）．

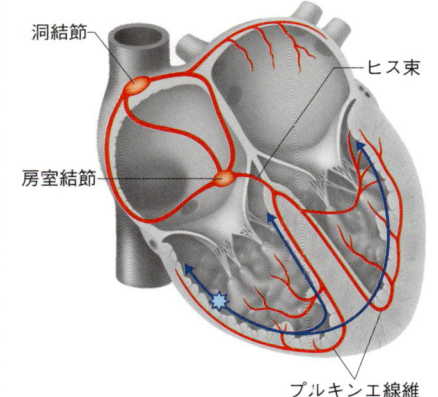

図1 心室期外収縮の発生機序
（洞結節，ヒス束，房室結節，プルキンエ線維）

> 精査が必要です！

対応のポイント

1. モニター心電図とバイタルサイン（体温，血圧，呼吸数）の変化を経時的にをチェックします．
2. 症状（動悸，胸痛，息切れなど）の有無と心電図上に期外収縮が6個/分以上，2連発以上の連続，R on T現象がみられるかを観察します．
3. Lown分類Ⅱ以上が現れたならドクターコールし，除細動器，救急カートを準備します．

表1　Lown分類

分類		
grade	0	心室性期外収縮なし
	Ⅰ	まれな心室性期外収縮　30個/時間以内
	Ⅱ	頻発する心室性期外収縮　30個/時間以上
	Ⅲ	多形性の心室性期外収縮（期外収縮波形の種類が複数あるもの）
	Ⅳ	連発する心室性期外収縮　a：2連発　b：3連発以上
	Ⅴ	R on T型心室性期外収縮（連結期が短い．連結期は期外収縮のR波とそれに先行する正常なR波との間隔のこと）

表2　心室性期外収縮の特徴と危険度

単発性	**経過観察** ・健常者でも睡眠不足，過労，過度の喫煙やカフェイン・アルコールの摂取などによって出現することがあり，必ずしも病的なものとはいえません． ・心筋梗塞，狭心症，心不全などの基礎疾患がある場合は，たとえ単発性であっても抗不整脈薬などによる予防・治療が必要になることがあります．
頻発性	**経過観察** ・30個/時以上出現する心室性期外収縮には要注意です． ・1心拍おきに期外収縮が出現するものを「2段脈」，2つの正常心拍の後に1つの期外収縮が出現するものを「3段脈」といいます．
多形性	**注意！** ・多形性（多源性）の心室性期外収縮とは，形態や連結期の異なった2種類以上の心室性期外収縮が同一誘導でみられる場合をいい，期外収縮が異なる複数部位から発生していることを示しています．
連発	**注意！** ・同じ形の心室性期外収縮が2つ連続するものを「2連発」，3つ連続するものを「3連発（ショートラン型）」といいます． ・2連発は心室頻拍や心室細動に移行する危険が高く，3連発以上のものは心室頻拍（p.38）となります．
R on T型	**危険！** ・心室性期外収縮が先行するT波の頂上付近に出現しているものをいいます． ・T波の頂上付近は受攻期とよばれ，他からの刺激に非常に弱い時期であり，期外収縮がこの時期に生じるとR on Tが起こり，心室頻拍や心室細動を引き起こす危険なサインとなります．

> 心筋梗塞などの心疾患に伴う心室期外収縮では，心室頻拍・心室細動を誘発するものもあるので，しっかり勉強しておきましょう．

14 QRS波の異常② 幅広いQRS波の連発

✪ QRS波の異常②➡心室頻拍（VT）〔幅広い（3メモリ以上）QRS波の連発，心拍数120回/分以上の頻拍〕

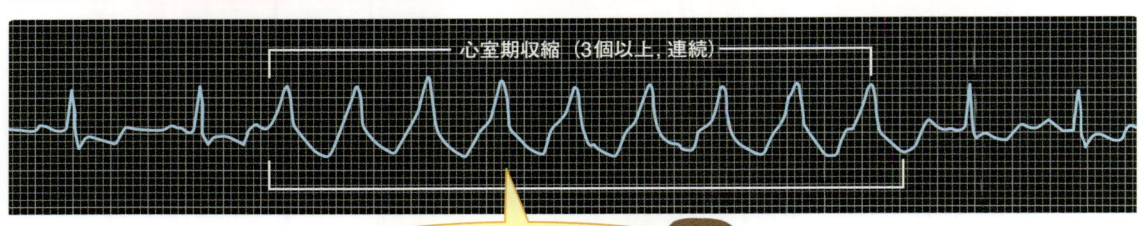

心室期収縮（3個以上，連続）

幅の広く，頻脈のQRS波

　心室期外収縮が3連発以上出現している状態で，発生機序として心室内からの異所性刺激が心室内を旋回するリエントリー（別の伝導路の発生）と（**図1**），心室の心筋細胞の自動能亢進などがあります．

☀ 波形を見るポイント

1 幅広い（3メモリ以上）QRS波の連発
- QRS波の波形は心室性期外収縮と同様に単一のもの，多形性ものなどさまざまであるが，先行するP波がなく，幅広い（3メモリ以上）QRS波が連発します．
- 心拍数は多くは120回/分以上の頻拍で，RR間隔はほぼ一定のものが多く，不整になる場合もあります．
- また，期外収縮のQRS波のT波は，QRS波とは逆方向を向いています．

☀ 対応のポイント

1. 除細動器，救急カートの準備を早急に行い，ドクターコールをします．同時にバイタルサインの測定を行い，ルート確保を考慮します．
2. 意識消失の場合は心停止が考えられるため，1次救命処置（Basic Life Support：BLS）を行います．AEDの使用も考慮します．

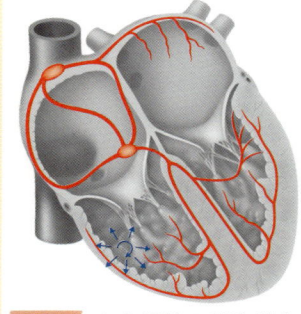

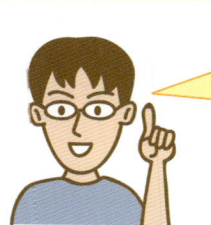

図1 心室頻拍の発生機序

緊急対応を要します．しっかり覚えておきましょう！

📝 知っておこう！

●緊急性の高い心室頻拍
- 心室頻拍には頻拍発作が30秒以上続く持続性のもの，30秒未満で自然停止する非持続性のものがある．緊急処置を要するのは持続性心室頻拍で，とくに多形性の心室頻拍には注意を要します．
- 心筋症，心筋梗塞などの基礎心疾患をもつ器質性心室頻拍の場合はリエントリーを機序にする場合が多く，持続性の心室頻拍に対して，抗不整脈薬，除細動，心室ペーシングなどが行われます．放置すれば血圧低下，心不全，心室細動などの重篤な状態をまねきます．
- 器質的な心疾患を有しない特発性心室頻拍では持続性と非持続性の両方の頻拍がみられますが，予後は良好なものが多いです．まれに心室細動に移行して失神や突然死を起こすことがあるため，動悸，めまい，呼吸困難などの症状がみられたら要注意です．

●トルサード・ド・ポアンツ
- QT間隔延長（0.5秒以上）に伴いT波につづく心室性期外収縮によって，QRS波の波形と振幅が1拍ごとに変化し，基線を中心にねじれているようにみえる多形性の心室頻拍（200〜250回/分）をトルサード・ド・ポアンツ型心室頻拍といいます．
- 多くは数秒〜数十秒で自然停止しますが，繰り返したり，心室細動に移行して突然死に至る場合もあります．

15 P波，QRS波，T波なし

✖ P波，QRS波，T波なし ➡ 心室細動（ventricular fibrillation：VF）

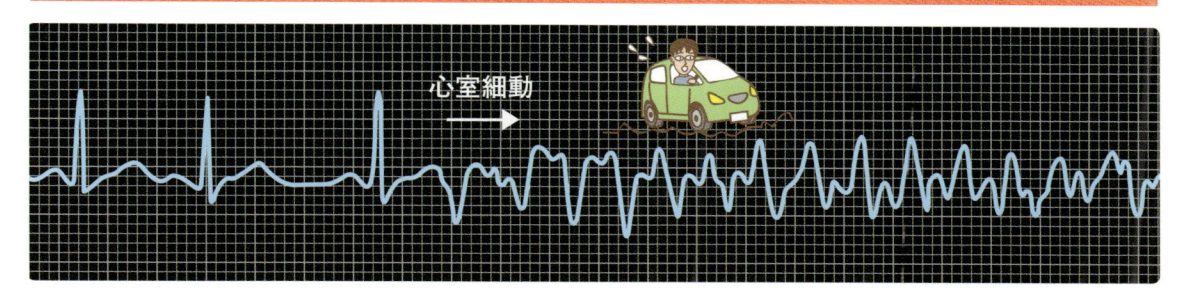

波形を見るポイント

1. 明らかなP波，QRS波，T波がなく，波形，振幅，心拍数も不揃い
2. 通常の心電波形ではなく，基線（等電位線）が不規則

- 心室が虚血などで傷害され，心室全体が無秩序に収縮・弛緩を繰り返している状態で，有効な心臓の全体の組織的な収縮がありません（図1）．心拍出量がまったく得られず血液循環が停止している心停止状態です．
- 心停止状態では意識消失，けいれん，呼吸停止が起こります．
- VF発現後，5秒程度で意識消失となり，時間経過とともに心静止となり，治療の可能性が低下します．胸骨圧迫から心肺蘇生（CPR）を開始し，迅速に除細動器による電気ショックを行うようにします．

知っておこう！

- 急性冠症候群や心筋梗塞が心室細動のもっとも大きな原因です．ときに，心臓に明らかな異常が認められない場合にも起こります（→ブルガダ症候群）．
- 抗不整脈薬投与時やジギタリスでVFが出現することもあるので注意します．

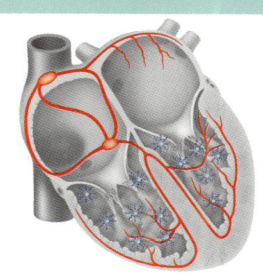

図1 心室細動の発生機序

対応のポイント

1. 応援をよび，ただちに1次救命処置（basic life support：BLS）（胸骨圧迫，人工呼吸）を行います．また，救急カート（除細動器）の準備，末梢ルートの確保，挿管の準備を要請します．
2. 除細動器が届けば，ただちに電気ショックまたはAEDによる電気ショックを行います．除細動を行うまで胸骨圧迫（心臓マッサージ）を続け，2次救命処置（advanced life support：ALS）につなげます．
3. 急性期の治療
   - 電気ショック無効であればアミオダロン静注や院内発症は3分以内の除細動が目標です．アミオダロン静注なども考慮されますが，難治性VFと判断されれば経皮的人工心肺装置（percutaneous cardiopulmonary support：PCPS）[*1]の導入や心血管カテーテル治療を考慮します．
4. 慢性期の治療
   - 植込み型除細動器の適応を検討します．

用語解説

[*1] 経皮的心肺補助（PCPS）
経皮的に心肺補助をする方法で，開胸を必要としないため，緊急対応が可能です．大腿動静脈にカテーテルを挿入し，送血と脱血を行い人工肺を通して心肺補助を行います．

16 PQ時間の延長

✱ PQ時間の延長 ➡ Ⅰ度房室ブロック (first degree AV block: Ⅰ°AVB)

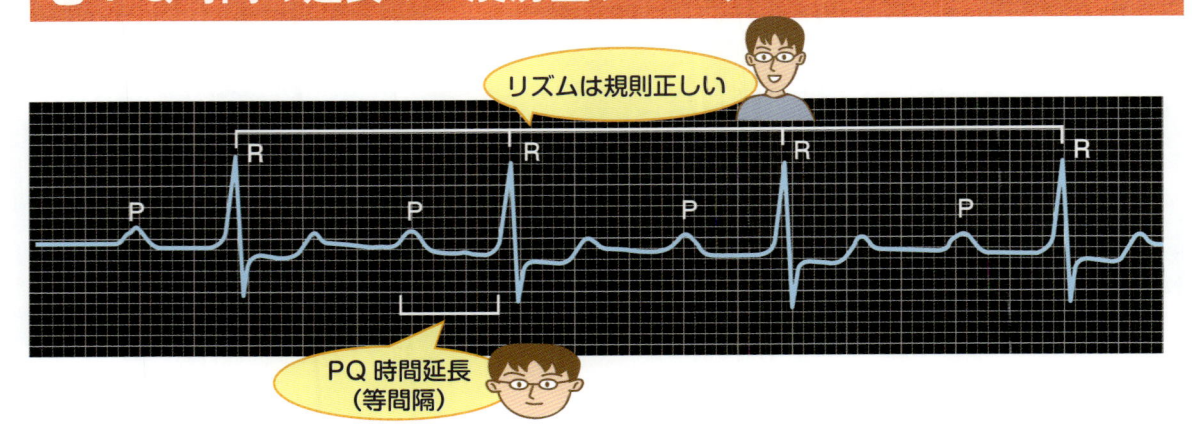

> リズムは規則正しい

> PQ時間延長（等間隔）

🌞 波形を見るポイント

1. **PQ時間（PR間隔）が5メモリ以上に延長（正常は3～5メモリ）**
   - 心房と心室の間の伝導障害を房室ブロックといいます．Ⅰ度は心房と心室の伝導に時間がかかるものをいいます．
2. **P波とQRS波の数は1：1の関係**
   - 主に房室結節やヒス束の障害で起こりますが，間隔は等間隔でリズムも規則的です．運動やアトロピン静注で短縮する場合は房室結節内（AH）ブロックを疑います（p.43）．
3. **P波とQRS波の形は正常**

🌞 対応のポイント

1. 無症状で，通常は治療を必要としない．原因の治療を行い，経過観察を行います．
2. 心疾患が基礎疾患にある場合や薬物が起因すると考えられる場合は，Ⅱ，Ⅲ度房室ブロックへの移行を考慮して，さらに精査を行います．
3. 波形を記録し，病歴から，急性では急性心筋梗塞に伴う房室結節の虚血，狭心症，心筋炎，心筋症，電解質異常など，慢性では加齢による心臓の刺激伝導系の心筋線維化など，薬物（ジギタリス，β遮断薬など）を原因として考慮します．
4. 急性か慢性，またその原因を確認し，症状の有無を確認します．
5. 重篤な不整脈の合併が疑われる失神などが起こる場合は，連続してモニターによる観察を行います．

📝 知っておこう！

房室ブロックは3種類に分類されます．

Ⅰ度房室ブロック
PQ時間の延長がみられるのみです．

Ⅱ度房室ブロック
ウェンケバッハ型（モービッツⅠ型）
PQ時間が漸次延長，最後にP波に伴うQRS波が脱落しています．

モービッツⅡ型
PQ時間が変化せず，突然P波に伴うQRS波が脱落しています．

Ⅲ度房室ブロック
心房と心室間の伝達が途絶した状態で，P波とQRS波がまったく関係なく出現します．

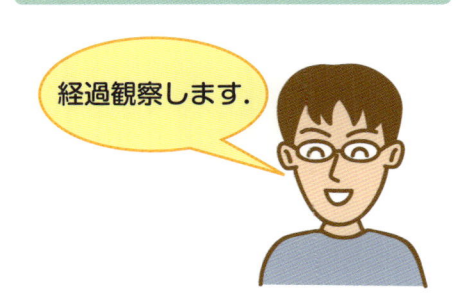

> 経過観察します．

17 PQ時間が徐々に延長，QRS波脱落

★ PQ時間が徐々に延長，QRS波脱落 ➡ Ⅱ度房室ブロック (second degree AV block：Ⅱ°AVB)
ウェンケバッハ型 (①Wenckebach type) またはモービッツⅠ型波形

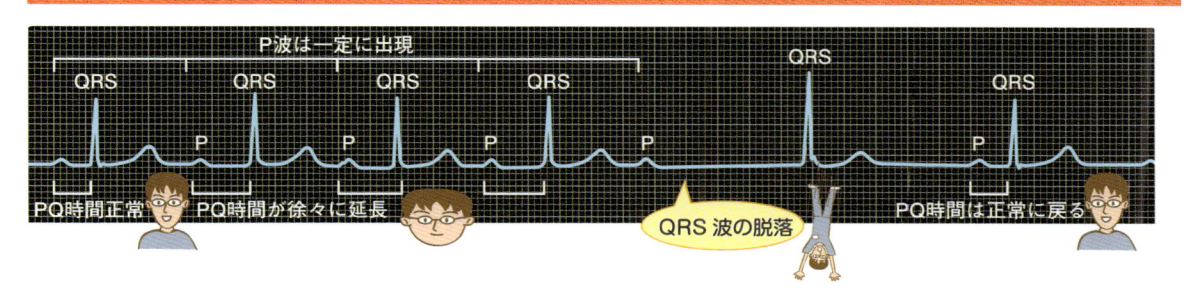

（心電図：P波は一定に出現／PQ時間正常／PQ時間が徐々に延長／QRS波の脱落／PQ時間は正常に戻る）

波形を見るポイント

1. **PQ時間が1拍ごとに延長し，QRS波が脱落**
   - PQ時間が1拍ごとに（漸次）延長し，P波に伴うQRS波が脱落します．この周期が繰り返されます．
   - QRS波脱落直前のPQ時間は延長しますが，直後のPQ時間は正常に回復します．また，RR間隔は徐々に短縮することが多くみられます．

知っておこう！
- Ⅱ度房室ブロックとは，心房の興奮の一部が心室に伝わらないものをいいます．P波に対してQRS波が一部脱落し，1：1になりません．

対応のポイント

1. 不整脈による症状が現れることがありますが，多くは無症状で運動選手などの健常者にもみられます．
2. モービッツⅠ型は洞性不整脈や洞停止と見分けるのは難しいです．波形を記録し，モニターの注意深い観察を行いましょう．
3. 波形を記録し，急性であれば急性心筋梗塞，心筋炎，心膜炎など，慢性であれば加齢による心臓の刺激伝導系の心筋の線維化など，また薬物（ジギタリス，β遮断薬など）を確認し，あわせて症状の有無を確認しましょう．
4. 病歴から原因として考えられる疾患や薬物を考え，心筋梗塞などの基礎疾患がある患者はⅢ度房室ブロックに進展することが多く，注意深い観察が必要です．
5. 治療は原因疾患の治療や原因の除去を行い，房室ブロックに対しては経過観察とします．
6. 徐脈によるめまい，ふらつきなどの症状が強い場合，全身灌流を維持するために人工ペースメーカーの適応となることもあります．

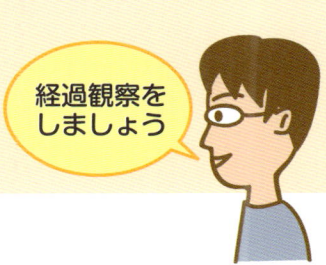

経過観察をしましょう

18 PQ時間一定，突然のQRS波脱落

⭐ PQ時間は一定，突然のQRS波脱落 ➡ Ⅱ度房室ブロック（second degree AV block：Ⅱ°AVB） モビッツⅡ型（②Mobitz type Ⅱ AV block）

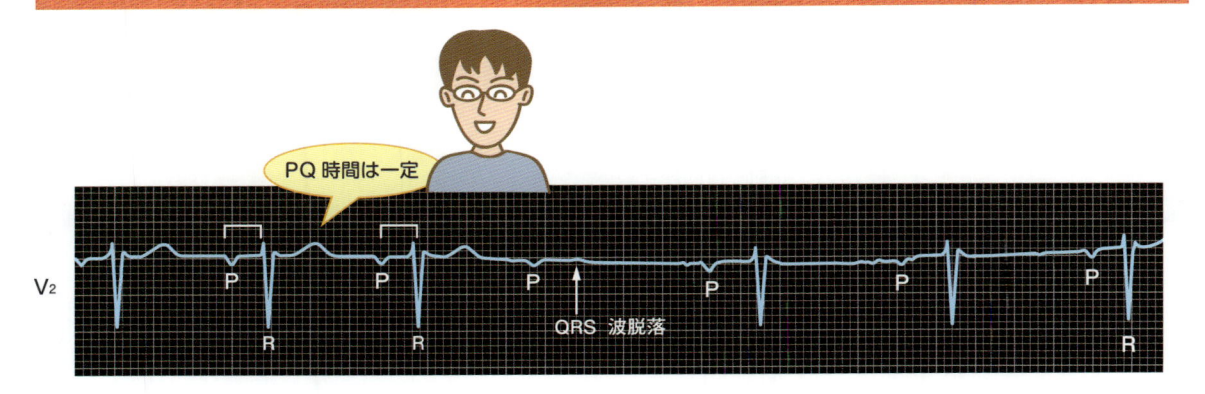

PQ時間は一定

V₂　P　P　P　P　P　P　P　P
　　R　R　　QRS波脱落　　　　　　　　R

☀ 波形を見るポイント

1 **PQ時間は変化しないが，突然QRS波が脱落**
- モビッツⅡ型Ⅱ度房室ブロックとは　器質異常による房室ブロックで，ブロックされる部位はヒス束内（intra-His bundle：BH），ヒス束下（His-ventricular：HV）より末梢です（p.43 **図1**）．

📝 知っておこう！

- 多様な症状（めまい，胸部不快感，動悸，アダムス・ストークス発作，心不全症状）が出現する可能性があります．
- 高度房室ブロック，Ⅲ度房室ブロックに進展し，著しい徐脈や心室停止を生じる可能性があるので十分に注意します．

☀ 対応のポイント

1 高度房室ブロックやⅢ度房室ブロックに移行する可能性があるので，緊急度が高くなります．発見したらすぐにドクターコールをし，救命処置が必要となることもあるので救急カートを準備します．

2 発見したら波形を記録し，血圧などのバイタルサインをチェックし，12誘導心電図をとります．

3 心筋梗塞や心筋炎，心膜炎などの疾患や，PQ時間を延長させるジギタリス，自動能を抑制するβ遮断薬などの薬物が影響することもあるので，原因として留意しておきましょう．

4 症状がない場合でも恒久的ペースメーカーの適応となります．

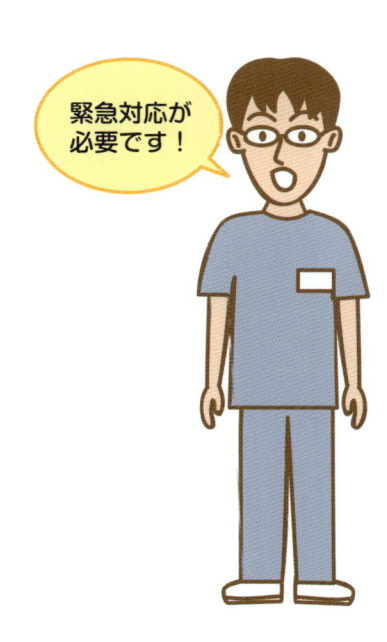

緊急対応が必要です！

19 PP間隔一定，しばしばQRS波が脱落

✗ PP間隔一定，しばしばQRS波が脱落 ➡ 高度房室ブロック（advanced AV block）

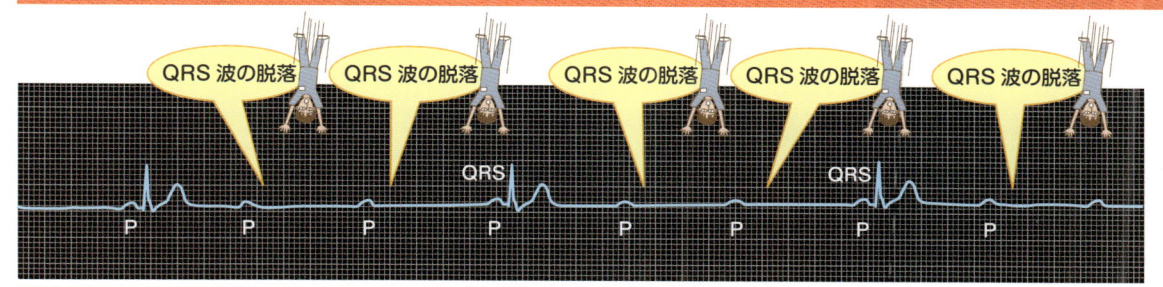

（心電図波形：QRS波の脱落が複数箇所で示されている）

🔧 波形を見るポイント

● 障害部位別に見る房室ブロックを図1に示します

1 PP間隔は一定で，ときにQRS波が連続して脱落

2 P波，QRS波の形状は正常．

- 高度房室ブロックとはⅡ度房室ブロックで，P波とQRS波の伝導比が2：1以下を示すブロックのことを指します（伝導比が悪い）．たとえば3：1，5：2ブロックなどをいいます．
- Ⅲ度房室ブロックや心停止に移行する可能性が高いので要注意が必要です．

📝 知っておこう！

- 急性心筋梗塞に合併や心筋炎，心膜炎などやジギタリス，β遮断薬などが発症に影響することもあります．
- 徐脈による血圧低下から，アダムス・ストークス発作，また心停止につながることもあります．
- 原疾患の治療で治らない場合は人工ペースメーカーの植込みを行います．

（図：副交感神経（迷走神経），交感神経，房室結節，ヒス束，左脚前肢，左脚後肢，右脚）

		AHブロック	BHブロック	HVブロック
Ⅰ度房室ブロック	運動・アトロピン静注	PQ短縮	不変	不変
Ⅱ度房室ブロック		ウェンケバッハ型である 運動で改善，夜間に増悪	モビッツⅡ型が多い 運動で増悪，夜間安静で改善	モビッツⅡ型が多い 運動で増悪，夜間安静で改善
Ⅲ度房室ブロック	運動・アトロピン静注	心拍数上昇	心拍数不変	心拍数不変
	心拍数の日内変動	（＋）	（−）	（−）
	心拍数	60～70回/分	40～60回/分	30～40回/分
	QRS波の幅	狭い（0.11秒以内）	狭い（0.11秒以内）	広い（0.12秒以上）

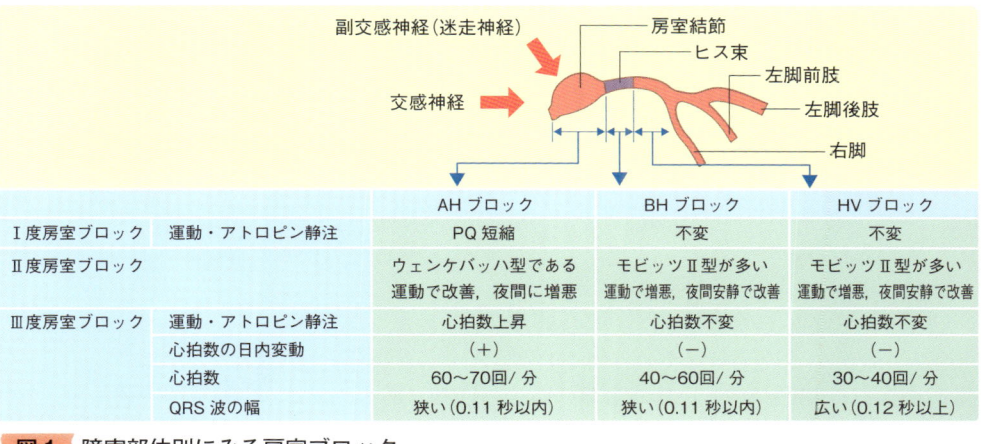

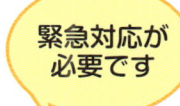

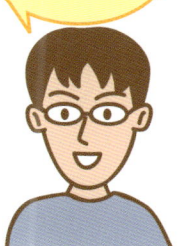

図1 障害部位別にみる房室ブロック

（落合慈之：循環器疾患ビジュアルブック．p177，学研メディカル秀潤社，2010）

緊急対応が必要です

🔧 対応のポイント

1 重症度が高いので，発見したらすぐにドクターコールし，救命処置が必要なることも多いので，救急カートを準備します．体外ペーシングも考慮します．

2 血圧などのバイタルサインを確認します．12誘導心電図をとり，長時間のモニター記録が必要です．そのうえで，病歴から原因疾患や原因薬物の有無をチェックします．

20 P波とQRS波の間隔がバラバラ

★ P波とQRS波の間隔がバラバラ ➡ Ⅲ度房室ブロック (third degree AV block : Ⅲ° AVB) (完全房室ブロック)

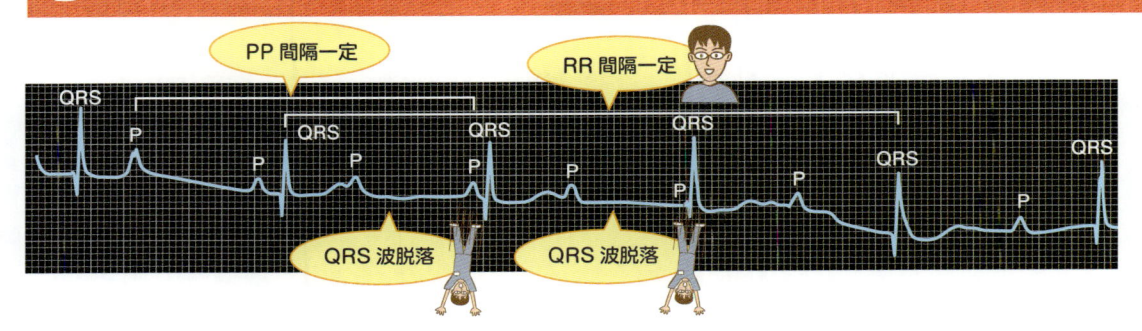

PP間隔一定
RR間隔一定
QRS波脱落
QRS波脱落

🌼 波形を見るポイント

1. **P波とQRS波の間隔がバラバラ**
    - 心房から心室に興奮がまったく伝わらない状態で,房室伝導が完全に断ち切られた状態です.P波とQRS波の関係はばらばらに独立した周期で出現します(房室解離).

2. **PP間隔は一定でRR間隔も一定で,両者の間隔は異なる**
    - 固有の心房リズム(PP間隔)と異なる心室リズム(RR間隔)が存在し,ブロック部位以下は補充調律に心室のリズムが支配されています.
    ※補充収縮が連続して出現することを補充調律といいます.

📝 知っておこう!

- Ⅲ度房室ブロック(完全房室ブロック)が出現すると生体の防御反応として補充収縮が起こります.
- 補充収縮とは房室結節内(AH)ブロックでは房室結節から,ヒス束内(BH)ブロックではヒス束内から,ヒス束下(HV)ブロックではヒス束以下の脚,心室から出現します(p.43参照).
- アダムス-ストークス症候群(失神発作)は心拍調律の急激な変化による脳虚血で,めまい,意識消失,けいれんを起こす発作をいいます.

🌼 対応のポイント

1. 緊急の対応が求められるので,ただちにドクターコールし,救命処置が必要な場合もあるので,救急カートを準備します.
2. 血圧などのバイタルサインを確認し,12誘導心電図をとり波形を記録します.
3. 心拍数の遅い場合やQRS波幅の広い場合はより重度の症状である失神,心不全を呈します.心室頻拍・心室細動を続発する可能性もあります.
4. 原因不明のものも少なくないが,急性心筋梗塞,心筋炎,心膜炎,サルコイドーシスなどに起こりやすい.心拍数は通常50回/分以下.高度の徐脈をともなう.症状として,めまい,失神発作(アダムス・ストークス発作),心不全(呼吸困難など),易疲労性,労作時呼吸困難を伴うかどうかを確認します.アダムス・ストークス発作,発作性の場合は補充収縮が起こらないと突然死の可能性があります.
5. 症状がない場合でも恒久的ペースメーカーの植込みが必要となります.

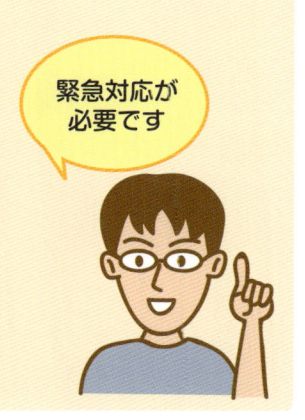

緊急対応が必要です

21 幅広いR波

★ V₅, V₆で幅広いR波, V₁, V₂では幅広で深いS波 ➡ 左脚ブロック (left bundle branch block : LBBB)

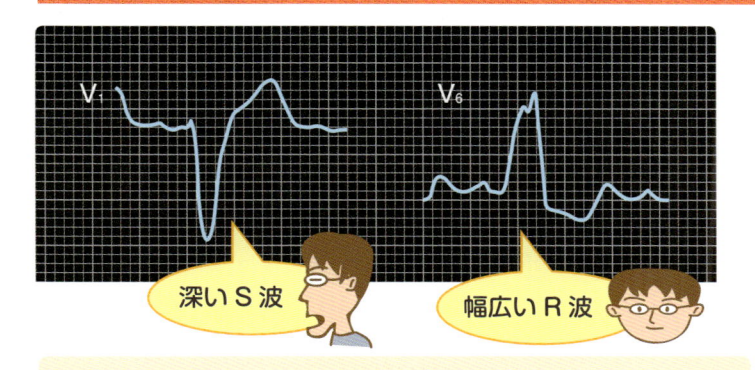

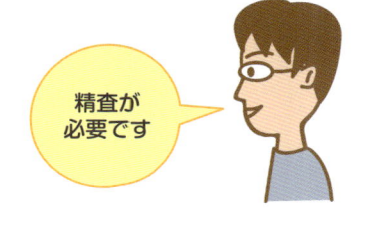

深いS波　　幅広いR波

精査が必要です

知っておこう！

- LBBBの出現は心筋虚血の可能性を示します．
- QRS波幅が3メモリ以上を完全LBBB，それ未満を不完全LBBBとしています．
- 左室への刺激伝導は，右脚を介しての右室興奮後，右室から左室に刺激が伝わって左室を興奮させます．
- LBBBは左脚主管部あるいは前枝と後枝が同時に障害されるため，心室の伝導障害が起こります（図1）．左脚主幹部のブロックよりも，左脚前枝と左脚後枝がブロックされることが多いとされています（図2）．

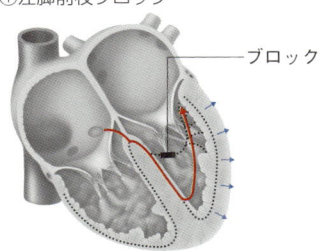

波形を見るポイント

1. **V₅, V₆で幅広いR波, V₁, V₂では幅広く深いS波**
   - 心電図モニターでは標準12誘導のV₅に類似しているCM₅誘導で推定できる場合がありますが，鑑別には主に12誘導心電図を用います．
2. I，aVL，V₅，V₆誘導ではQRS波は上向きで，その頂点あるいは上行脚に小結節（ノッチ）やR分裂がみられ，T波は下向き．V₅，V₆でq波が欠如しています．
3. 完全か不完全ブロックかによって異なりますが，完全ブロックであれば，平素よりよく使われるⅡ誘導でも幅の広い（3メモリ以上）QRS波が認められます．

対応のポイント

1. 背景に心疾患の関与があるかどうかを把握し，波形を記録，バイタルサインをチェックし，ドクターコールします．
2. 虚血性心疾患，高血圧，大動脈弁狭窄症，心筋症，先天性心疾患などの基礎心疾患がある場合は要注意です．
3. 虚血性心疾患，心筋症，高血圧，先天性心疾患，サルコイドーシスなど心血管疾患に伴って生じることがあります．とくに急性発症の左脚ブロックは急性心筋梗塞にも注意しましょう．

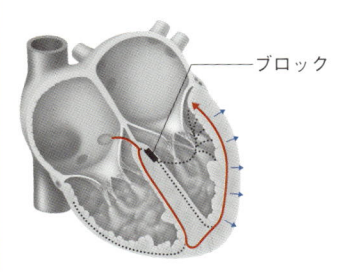

図1　左脚ブロック
左脚本幹あるいは前枝，後肢が同時に障害される．

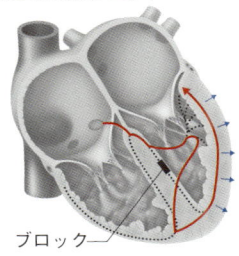

図2　左脚分枝ブロック（ヘミブロック）
①左脚前枝ブロック
②左脚後枝ブロック

第3章　波形の異常を知る

22 rsR'波

★ rsR'波 ➡ 右脚ブロック（right bundle branch block：RBBB）

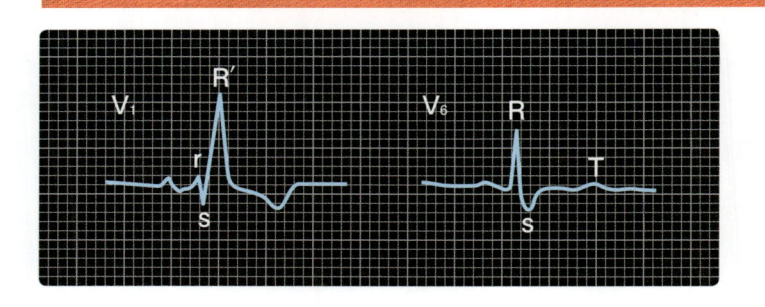

図1 右脚ブロック（RBBB）

波形を見るポイント

1 V₁誘導でrsR'波形
- V₁誘導でrsR'といわれる典型的な波形を示し，T波は陰性を示します．
- 心電図モニターでは，NASA誘導で12誘導心電図のV₂誘導に類似しており推定できる場合がありますが，鑑別には主に12誘導心電図を用います．
- 障害の程度により，QRS波幅が3メモリ以上を完全RBBB，2～3メモリ未満を不完全RBBBという．

2 Ⅰ，aVL，V₅，V₆誘導でS波の幅が広く，T波は通常，陽性

基礎心疾患の関与がある場合は要注意です．Ⅱ誘導でもS波の幅が広くなることがあり，モニター心電図で発見するきっかけとなりえます．

知っておこう！

- 心室内の刺激伝導系はヒス束から右脚，左脚前枝，左脚後枝からプルキンエ線維へ伝導される．
- この伝導路は障害されることを心室内伝導障害と呼び，右脚や左脚に限局した場合，それぞれ右脚ブロック，左脚ブロックといいます．
- 右脚ブロックに左脚ブロックが重なると完全房室ブロックに進行する可能性あるので注意します．
- V₁，V₂誘導で持続的ST上昇を伴う場合，ブルガダ症候群（p.52）などを疑います．

対応のポイント

1. RBBB自体では無症状であり，RBBBへの治療は不要です．
2. 基礎疾患のない健常者でも多くみられます．虚血性心疾患，心筋症などで見つかることもあります．右室負荷で生じやすい．原疾患の有無の精査と治療は必要ですが，右脚ブロック自体に治療は不要です．
3. 波形を記録し継続して観察します．原疾患の有無を確認し，心筋梗塞の場合にはⅢ度房室ブロックへの進行に注意します．

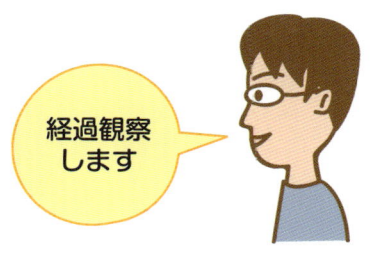

経過観察します

23 非常に幅の広いQRS波

> ★ 非常に幅の広いQRS波が不規則に出現 ➡ 無脈性電気活動 (pulseless electrical activity：PEA)

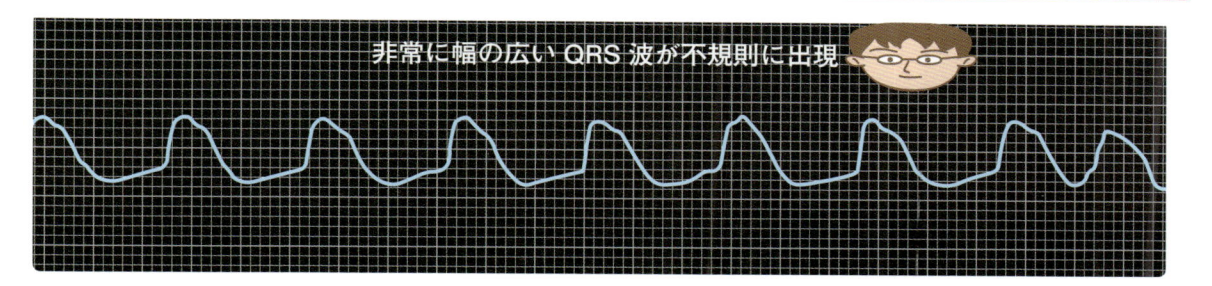

第3章 波形の異常を知る

非常に幅の広いQRS波が不規則に出現

波形を見るポイント

1 非常に幅の広いQRS波が不規則に出現など
- 無脈性電気活動（PEA）はVT，VF以外の波形が出ている状態で，脈拍が触れない場合です．
- 幅の広いQRSで徐脈の場合などはPEAの典型例ですが，波形自体はどのような波形であっても構わないため，一見，洞調律のような波形でもPEAのことがあります．
- 反応がなく，正常な呼吸がなければ心停止と判断しただちに救急コール，応援要請し，心肺蘇生（CPR）を開始します．

対応のポイント

- 電気的除細動の適用はないので，人をよび，すぐに胸骨圧迫を行います．電気ショック（除細動）は効果がありません，かえって心静止を誘発することがあるので注意する必要があります．
- 救急カートを準備し，緊急度，重症度を判断しドクターコールします．
- 波形を記録するとともにルートを確保し，気管挿管準備を行います．

知っておこう！

- 心肺蘇生を行うと同時に原因を検索する．
- 重篤な病態である循環血液量減少，低酸素血症，心タンポナーデ，緊張性気胸，心筋梗塞，肺塞栓，アシドーシス，高/低K血症，低体温，薬物過量などは，発見し，改善できる可能性が高い原因です．

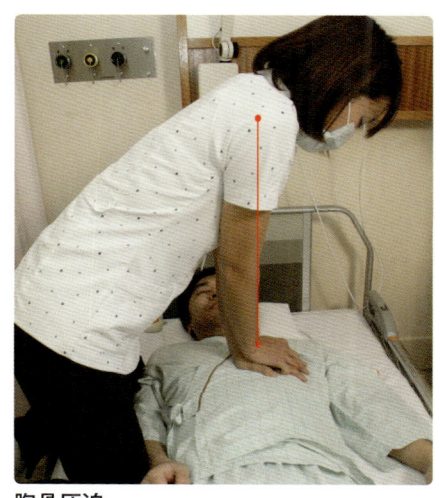

胸骨圧迫

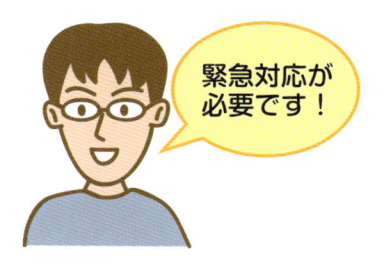

緊急対応が必要です！

24 PQ時間短縮，デルタ波の存在，QRS波幅延長

★ PQ時間短縮，デルタ波の存在，QRS波幅延長 ➡ WPW症候群（Wolff-Parkinson-White syndrome）

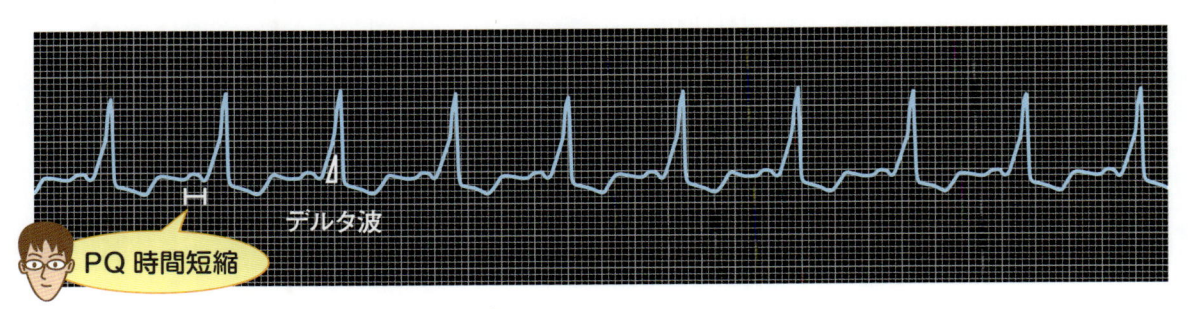

PQ時間短縮　デルタ波

波形を見るポイント

1. PQ時間短縮，デルタ波（△）が出現，QRS波幅が延長します．
   - PQ時間が0.12秒（3メモリ）以内に短縮しています．
   - QRS波の始まりがなだらかでデルタ波を伴っています．
   - デルタ波ぶん幅が広がったQRS波幅が延長します〔0.12秒（3メモリ）以上となる〕．

知っておこう！

ウォルフ・パーキンソン・ホワイト（WPW）症候群
- WPW症候群は1,000人に1人にみられ，先天的に通常の伝導系のほかに房室間に副伝導路（ケント束）が存在します．ケント束は電気刺激が心房筋と心室筋をバイパスしています（図1）．
- ケント束は房室結節よりも伝導速度が速いため，心室の一部はケント束からの刺激によって早期に興奮します．そのためPQ時間が短縮し，心室からの早期の興奮波であるデルタ波がみられ，QRS幅は広くなります．
- 多くは無症状ですが，発作性上室頻拍を起こしたり，心房細動から心室細動に移行して突然死の原因となることがあります．

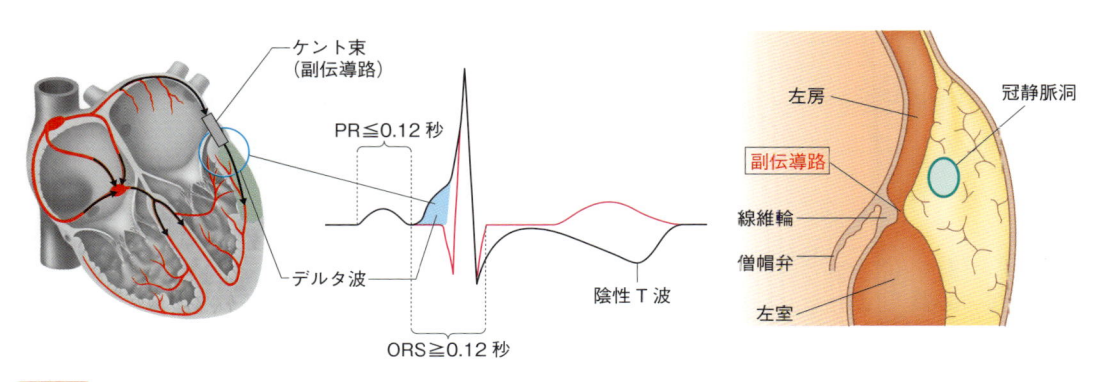

図1 ケント束の存在部位とWPW症候群の心電図

（落合慈之監：循環器疾患ビジュアルブック．p183，学研メディカル秀潤社，2010）

副伝導路のことをここで学びましょう．

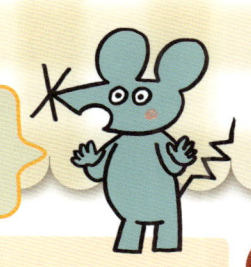

対応のポイント

1. 波形を記録し，症状や頻拍発作の有無・頻度を観察します．12誘導心電図をとり精査を行います．
2. 洞調律では無症状で，発作性上室頻拍，心房細動の合併時には動悸などを自覚するので注意します．
3. 心房細動発作は心室細動へ移行することがあるため，緊急の処置・治療が必要です．治療は頻拍のない場合には通常は不要です．
4. 頻拍発作既往者にはカテーテルアブレーション，薬物治療は発作性上室頻拍または心房細動の治療に準じます．
5. 頻拍発作時には房室結節の伝導を抑制するために，迷走神経を緊張させるバルサルバ法，冷水に顔を浸す．

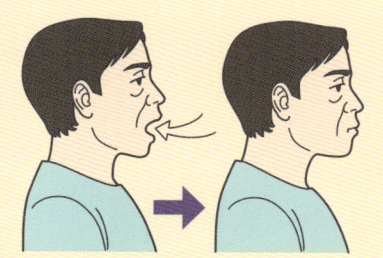

大きく吸ってから，息を止めてこらえる

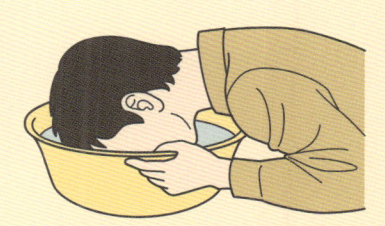

冷水に顔を浸す

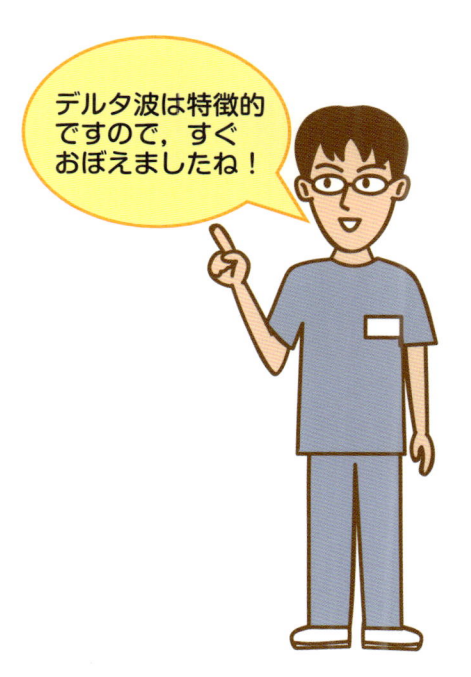

デルタ波は特徴的ですので，すぐおぼえましたね！

25 ほぼ平坦な一本線

✖ ほぼ平坦な一本線 ➡ 心静止（asystole）

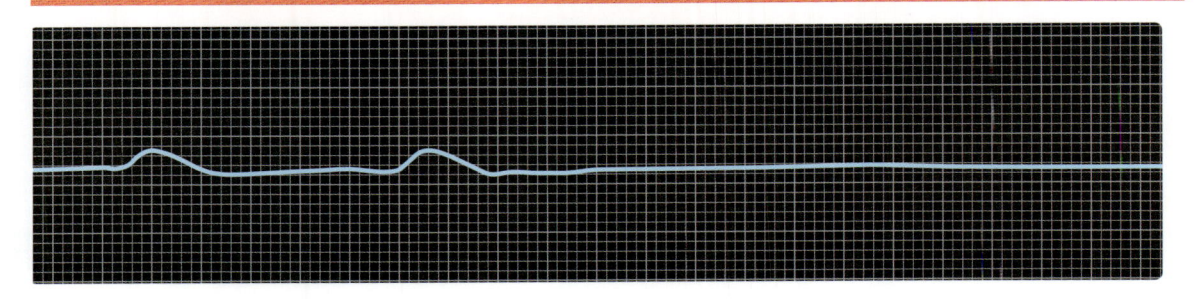

波形を見るポイント

1 ほぼ平坦な1本線

- 基線のゆれはほとんどなく，波形はほぼ平坦な1本線です．
- 心臓の電気活動がすべて停止しています．意識や有効な自発呼吸がなく，脈が触れず（死戦期状態で心拍数が6回／分以下），心臓のリズム異常が原因で心臓から全身に血液が送出できなくなった非常に重篤な状態です．ただちに胸骨圧迫を行います．電気ショック（除細動）の適応はありません．

知っておこう！

- 無脈性電気活動（PEA）と同様，重篤な病態である循環血液量減少，低酸素血症，アシドーシス，高／低K血症，低体温，薬物過量，心タンポナーデ，緊張性気胸，心筋梗塞，肺塞栓などにでも起こりえます．
- 心肺蘇生を行うが，きわめて予後不良です．胸骨圧迫などで心室細動になった場合は電気的除細動を行います．

対応のポイント

1. モニター上平坦な波形を見た場合，振幅の低い心室細動が隠れていることがあるので感度を1倍以上になっているかを確認します．また技術的なミスとして，リードがはずれていないか，不適切な誘導かなどのチェックを行います．
2. 人をよび，救急カートを準備し，ドクターコールします．ルート確保できればアドレナリンなどの薬物投与を行います．また気管挿管準備，波形の記録を行います．
3. 質の高い心肺蘇生を行いながら，病状を検討し治療可能な原因検索を行い，それらを鑑別して治療にあたります．

緊急対応します！ただ蘇生率は高くありません．

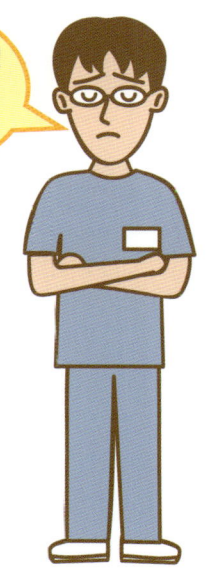

26 QRS波の異常① QRS波が基線を中心にしてねじれて回転

★ QRS波が基線を中心にしてねじれて回転 ➡ トルサード・ド・ポアンツ (torsades de pointes：TdP)

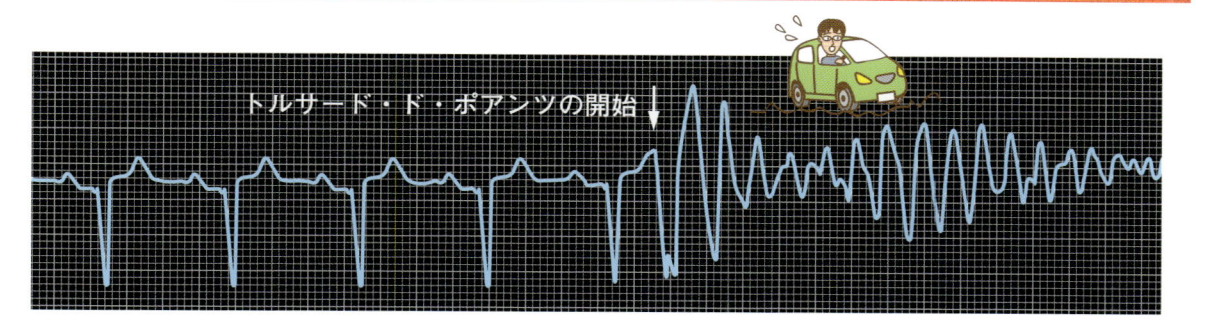

トルサード・ド・ポアンツの開始↓

波形を見るポイント

1 ねじれるような波形
- QRS波形が基線を中心にしてねじれて回転をするように振幅や極性（陽性・陰性）が周期的に変化する波形を示します．
- ねじれの1周期は5〜20拍からなります．

2 早い心拍数
- 心拍数は，200〜250回／分以上と非常に多い．

知っておこう！
- 遺伝子異常がQT時間延長の原因となると考えられ，それに電解質異常，心疾患，徐脈などが合併した場合にTdpを起こす危険性が高まります．

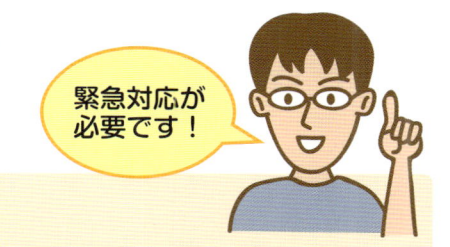

緊急対応が必要です！

対応のポイント

1. 応援をよび，ただちに1次救命処置（basic life support：BLS）（胸骨圧迫，人工呼吸）を行います．また，救急カート（除細動器）の準備，末梢ルートの確保，挿管の準備を要請します．
2. 除細動器が届けば，ただちに電気ショックまたはAEDによる電気ショックを行います．除細動を行うまで胸骨圧迫（心臓マッサージ）を続け，2次救命処置（advanced life support：ALS）につなげます．

1 薬物が原因の場合
- すぐに中止し，病歴と基礎病態，服薬の種類（薬物相互作用にも注意）を確認します．
- 抗不整脈薬のほか，抗菌薬，抗精神病薬など心毒性を有する薬剤による催不整脈作用などが原因の1つとして考えられる．

2 QT時間延長の場合
- QT時間延長はTdpや心室細動につながるので，発見した際は早急にドクターコールをします．
- QT時間は補正QT時間（QTc）で計算する $\left(QTc = \dfrac{実測したQT時間（秒）}{\sqrt{RR間隔（秒）}} \right)$．

3 その他
- 電解質異常の場合はすぐに補正します．

第3章 波形の異常を知る

27 QRS波の異常② 右脚ブロック様QRS波，ST上昇

★ 右脚ブロック様QRS波，ST上昇 ➡ ブルガダ症候群（Brugada syndrome）

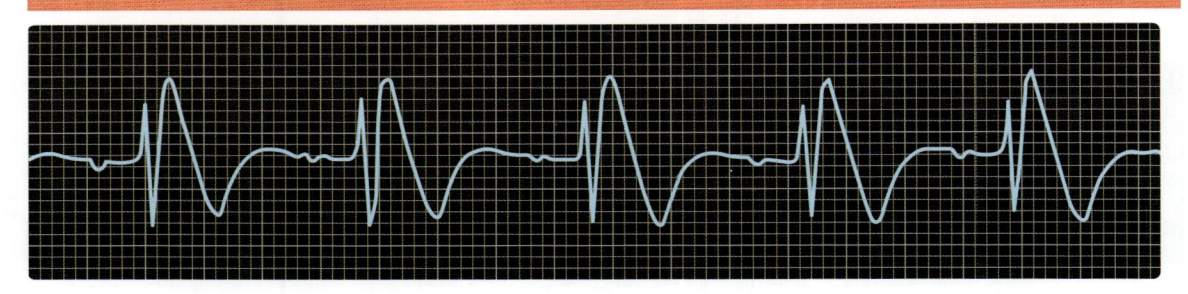

　$V_1 \sim V_3$胸部誘導において右脚ブロック様QRS波形とST上昇を伴う特発的心室細動で，鑑別には12誘導心電図が必要です．VFを起こしやすい波形であるため注意が必要です．

波形を見るポイント

1 右脚ブロック
- 右脚ブロック様QRS波（V_1，V_2でrsR'波）を呈する．

2 ST上昇の2種類の波形
- ST上昇の形によって，コーブド（coved）型とサドルバック（saddle back）型の2種類に分類されています（上の心電図はコーブド型）．
- コーブド型が心室細動を起こす頻度が高く，重症化すると言われています．

3 変化する波形
- 同一人物において心電図記録時にST部分はコーブド型，サドルバック型，正常と変化することが多い．

対応のポイント

1 家族歴を確認
- Naチャネル遺伝子異常が原因と指摘されています．病歴聴取で家族歴に突然死がないか確認することが重要です．
- 有効な予防薬はありません．植込み型除細動器が適応となります．

2 波形の変化に着目
- 波形の変化出現をモニター心電図で疑ったら12誘導心電図を記録します．
- 波形の変化を記録し，バイタルサインをチェックし，ドクターコールします．

知っておこう！

- 日本人を含めたアジア人種に多く，30〜60歳代の成年男性が圧倒的に多い．
- 心室細動の出現は，夜間帯や早朝の安静時に多く，再発性です．ぽっくり病や夜間突然死症候群との関連が注目されています．
- I型抗不整脈薬やβ遮断薬は禁忌．電気生理学的検査による心室細動の誘発性が高い．
- なお，心電図では特徴的な所見を認めても，一度も心停止や失神の既往を有さない無症候性ブルガダ症候群もあります．

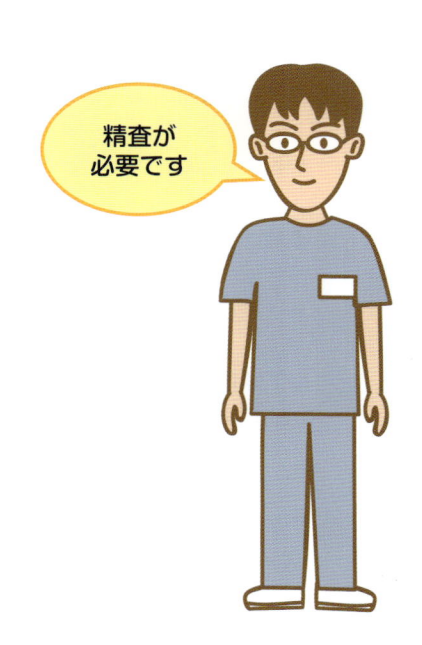

精査が必要です

28 T波とR波の直前にP波

✖ T波とR波の直前にP波 ➡ ジギタリス中毒（digitalis intoxication）

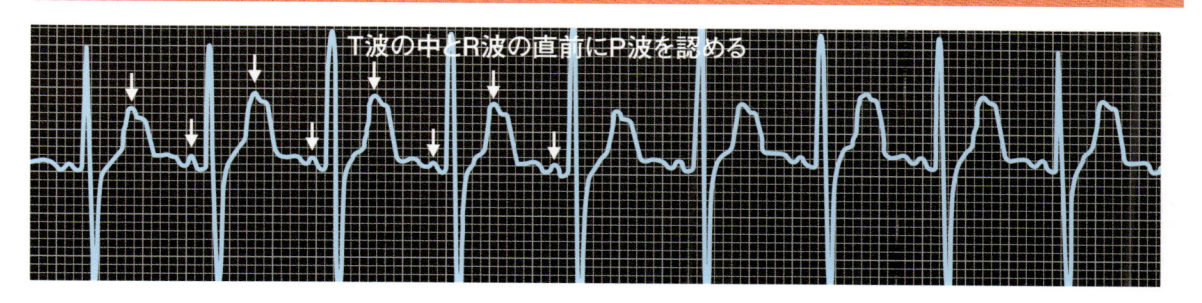

T波の中とR波の直前にP波を認める

- ジギタリスには，強心，交感神経抑制，心筋の自動能亢進，刺激伝導系の不応期延長，利尿などの作用がありますが，悪心・嘔吐，下痢などの消化器系症状が現れたら中毒を疑います．
- 低カリウム血症や低マグネシウム血症の患者さんは中毒をきたしやすいです．
- ジギタリス投与の効果としては，心拍数の減少，PQ時間の延長，QT時間短縮，ST-T低下（盆状低下）があります．

📖 知っておこう！

- 服用中止後に患者さんの自覚症状が緩和されているかどうか観察します．
- ジギタリスの血中半減期は，腎機能が正常な場合は36〜48時間，腎不全の場合は4.4日間かかります．

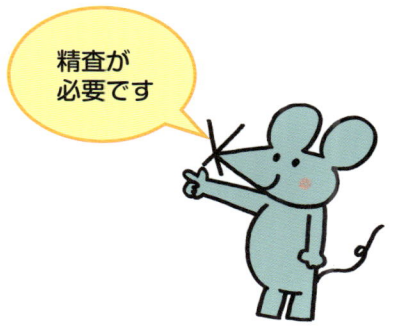

☀ 波形を見るポイント

1 中毒に注意．ジギタリス投与中で徐脈性やブロックの不整脈・頻脈性不整脈などは中毒の典型例
- 中毒中の不整脈は，種々の頻拍・徐脈があります．
- 最も特徴的な波形はQT短縮とST-T低下があればジギタリス投与を考慮しますが，さらに上記のような不整脈があると中毒を疑います．

2 その他
- 心室期外収縮：ショートラン型の場合は重症のジギタリス中毒です．
- 不応期延長による房室解離，房室ブロックなど

（精査が必要です）

☀ 対応のポイント

1 効果か中毒か
- ジギタリス服用中に不整脈や食欲不振などの自他覚症状が把握できたなら，波形を記録し，ドクターコールします．
- 中毒になったらただちにジギタリスは服用中止し，カリウムを投与も考慮します．

2 服用量に注意
- 誤って多量に飲んでいないか注意します．
- 中毒を助長する腎機能，心不全，低カリウム血症の有無を確認します．

29 アーチファクト

✪ 接触不良

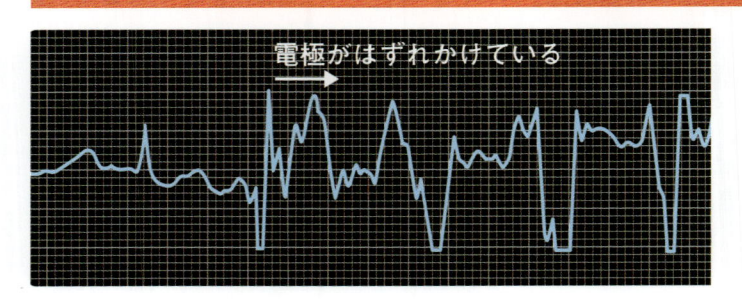

電極がはずれかけている →

🌞 波形と対応のポイント

1. 電極がはずれかけています．完全にはずれてしまえば，心静止のようになります．
2. 皮膚を清拭してから貼り直したり，新しい電極やはずれにくい場所を選択します．

✪ 体動による揺れ

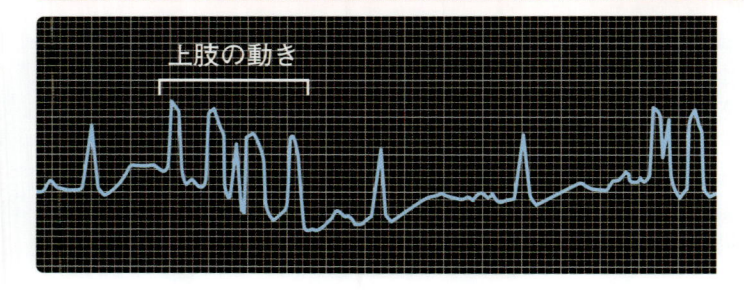

上肢の動き

🌞 波形と対応のポイント

1. 身体を動かすことで基線が動いています（上肢の運動療法中）．
2. 安静にしてもらうか，動きの少ない箇所に貼り替えます．

種々のアーチファクトを示します．変だなと思ったら，アーチファクトを思い出して下さい．

✪ 体動による揺れ（歯磨きVT）

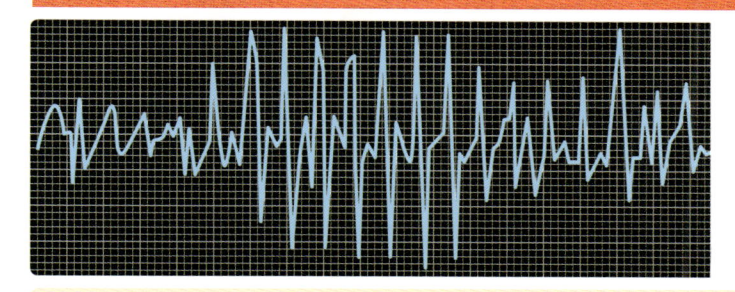

☀ 波形と対応のポイント

① VT（心室頻拍）のような波形で，身体を動かすことで起こります．
② まず歯磨き中であるかを確認します．

✪ 呼吸による変動

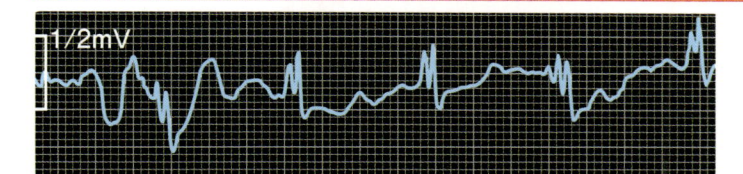

☀ 波形と対応のポイント

① 波を打つような波形で，呼吸に伴って電極が動くことで起こります．
② 横隔膜付近や肋骨間に電極を貼ると起こりやすいので調整します．

✪ 交流障害

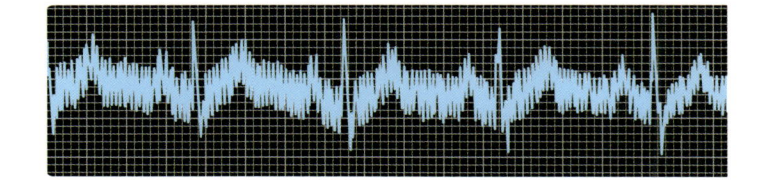

☀ 波形と対応のポイント

① 基線が交流波（50Hz/秒，60Hz/秒）に合わせて揺れています．
② 心電図のアースの確認．家電製品の電源オフ，コンセントから抜くなどを行います．ベッドを壁やカーテンから離します．

> SpO_2モニターがついていれば，SpO_2モニターの脈波も同時に確認すると慌てなくても良いかどうかの判断材料の1つになります．アーチファクトかもと思っても，見誤って本当のVFの時があるかもしれません．基本的にはベッドサイドに行くことを心掛けましょう．

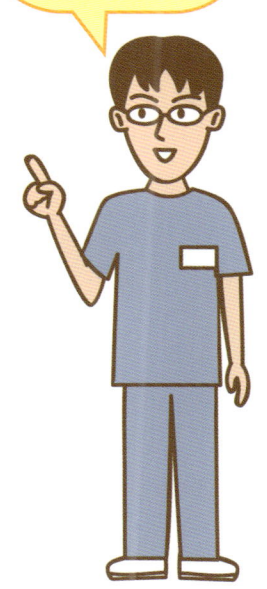

第3章 波形の異常を知る

30 ペースメーカーの作動様式

　ペースメーカー治療（図1）とは，体内または体外に配したペースメーカーで電気刺激を発生させて，心腔内または心外膜に電極リードを留置し，洞不全症候群や房室ブロックなどの徐脈性不整脈や難治性の頻拍のコントロールに，人工的に心調律をつくりだす治療法です．

　医学的，年齢，職業，患者や患者家族の希望などを考慮して適応を判断します．

　ペースメーカーを作動させる様式をペーシング様式といい，国際的に識別できるようNBGコードで表示されています（表1）．最近ではペースメーカーの複雑化に伴って5文字までが一般的です．

　作動様式には，心室ペーシング（VVI：心室に電極を留置），心房ペーシング（AAI：心房に電極を留置），心房・心室ペーシング（DDD：心房と心室に電極を留置する）などがあります．

表1　NBGコード（NASPE/BPEG Generic Pacemaker Code）

第1文字 ペーシング部位	第2文字 感知部位	第3文字 自己心拍への対応
V（ventricle）：心室 A（atrium）：心房 D（dual）：心室＋心房	V：心室 A：心房 D：心室＋心房 O（none）：なし	I（inhibited）：抑制 T（triggered）：同期 D：心室抑制＋心房同期 O：自己心拍は無視

・第4文字は外部からのプログラミングが可能か（P：simple programmable, M：multi programmable），身体活動に応じて心拍数が自動的に増減する心拍応答機能（R：rate modulation）が付いているかを示す．
・第5文字は抗頻拍型ペースメーカー機能（P：pacing）や除細動機能（S：shock）があるかを示す．
※NASPE：North American Society of Pacing and Electrophysiology, BPEG：British Pacing and Electrophysiology Group

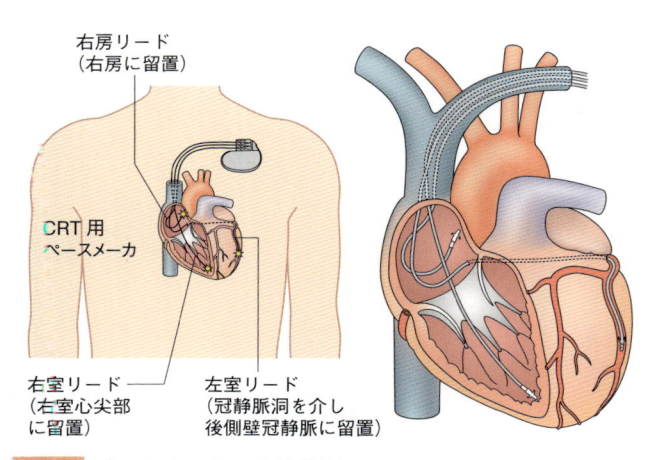

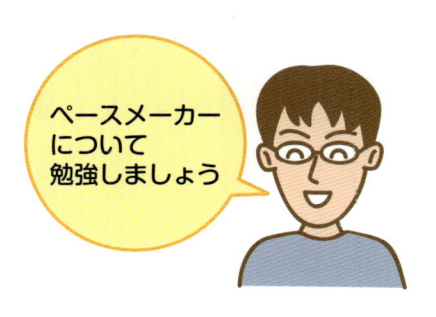

図1　ペースメーカーの装着図

31 電気刺激（スパイク）の直後に続く幅広いQRS波

✖ 電気刺激（スパイク）の直後に続く幅広いQRS波 ➡ ペースメーカー心電図VVI

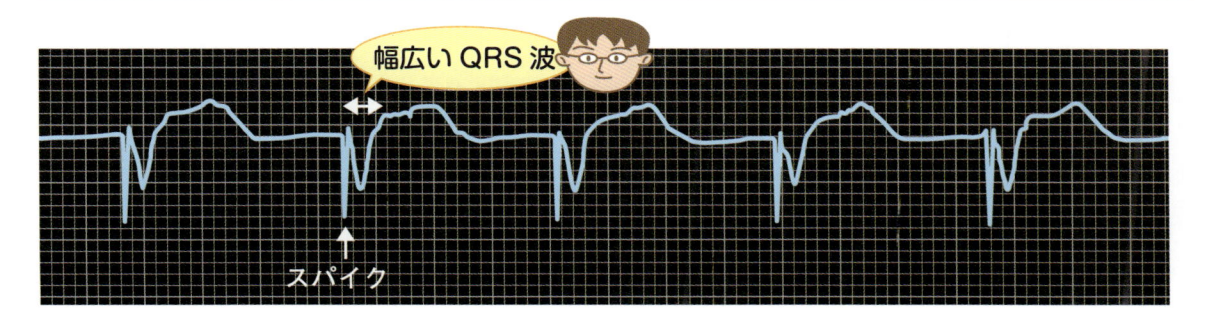

幅広いQRS波

スパイク

　VVIとは心室に電極を留置する心室ペーシングです．右室内に1本のリード線を入れて，刺激（ペーシング）と感知（センシング）を併せもつモードです．心室の自己興奮が所定のレート間隔以内で起こらないとペーシングを行い，自己興奮があればそれを感知してペーシングを抑制します．

波形の特徴

1. 電気刺激（スパイク）のスパイク直後に幅広のQRS波
2. QRS波とは逆向きのT波
3. P波とQRS波は無関係．P波は欠落している場合もあります

対応のポイント

1. 設定モードと最小心拍数をモニターに明記しておきます．
2. 定期的にモニター波形のチェックをしましょう．
3. ペースメーカーのリード線や内服薬をチェックしましょう．植え込み式の場合は体内埋まっていますので，体外でのリード線のチェックは医師による専門のチェックが必要です．
4. スパイクの直後にQRS波が出ない，ペースメーカーに設定されている設定脈拍数より自己脈が多くてもスパイクが出現する，動悸，息苦しさ，めまいなどの症状が出現などの場合は，波形とバイタルサインをチェックして，ドクターコールします．

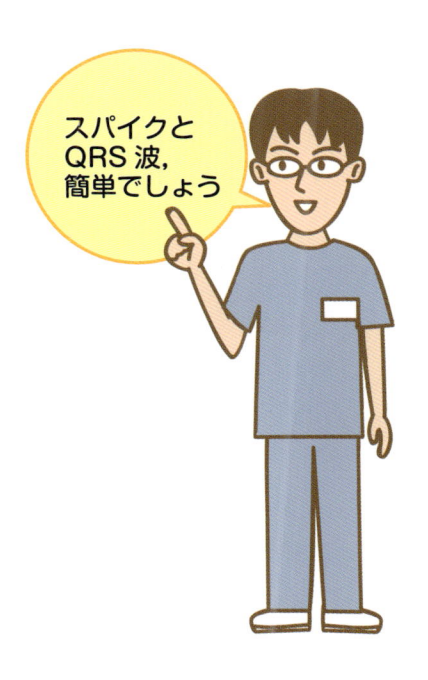

スパイクとQRS波，簡単でしょう

32 スパイク直後にP波およびQRS波

✱ スパイク直後にP波およびQRS波 ➡ ペースメーカー心電図DDD

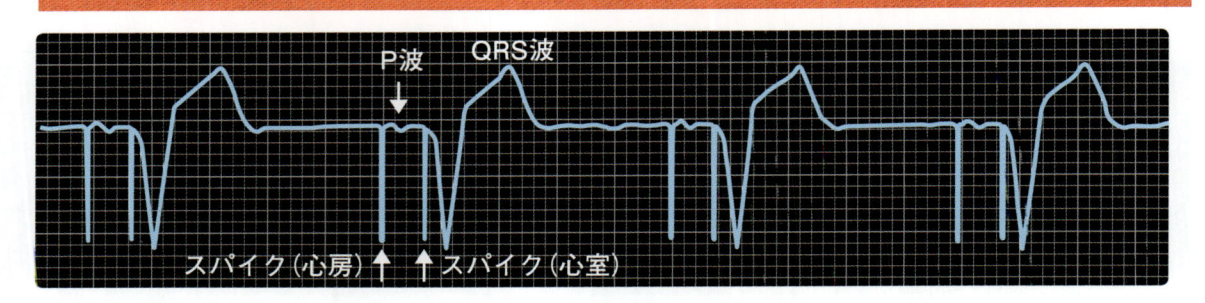

P波　QRS波
スパイク（心房）↑　↑スパイク（心室）

　DDDとは右房（上室部），右室に1本ずつのリード線を入れて刺激，感知を行います．心房では所定のレート間隔以内に自己心房興奮が出現しないと，心室では一定時間を経過しても自己心室興奮を感知しなければペーシングし，感知すればペーシングは抑制されます．

◉ 波形の特徴

1. スパイク直後にP波およびQRS波（洞不全症候群例のペーシング波形）

◉ 対応のポイント

1. 設定モードと最小心拍数をモニターに明記しておきます．
2. 定期的にモニター波形のチェックをしましょう．
3. 内服薬をチェックしましょう．
4. スパイクの直後にP波，QRS波が出ない，自己脈があってもスパイクが出現する，動悸，息苦しさ，めまいなどの症状が出現などの場合は，波形とバイタルサインをチェックして，ドクターコールします．

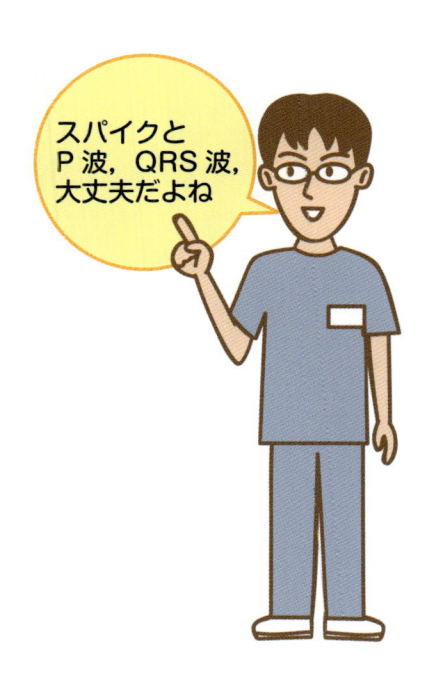

> スパイクと
> P波，QRS波，
> 大丈夫だよね

第4章

疾患に特徴的な波形

狭心症
急性心筋梗塞
拡張型心筋症
高カリウム（K）血症
低カリウム（K）血症
高カリウム（Ca）血症
低カリウム（Ca）血症

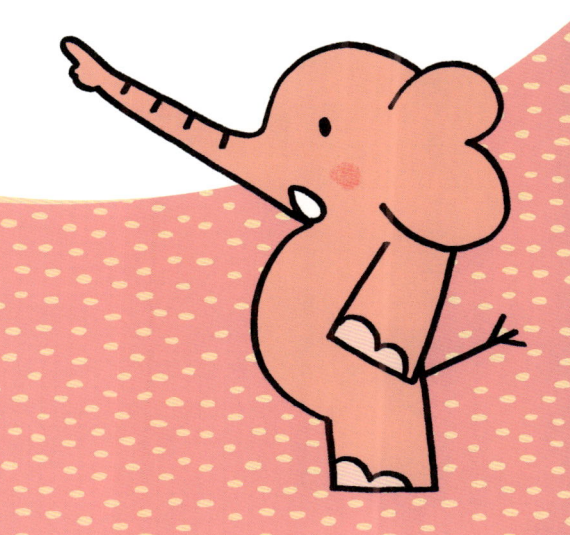

1 狭心症

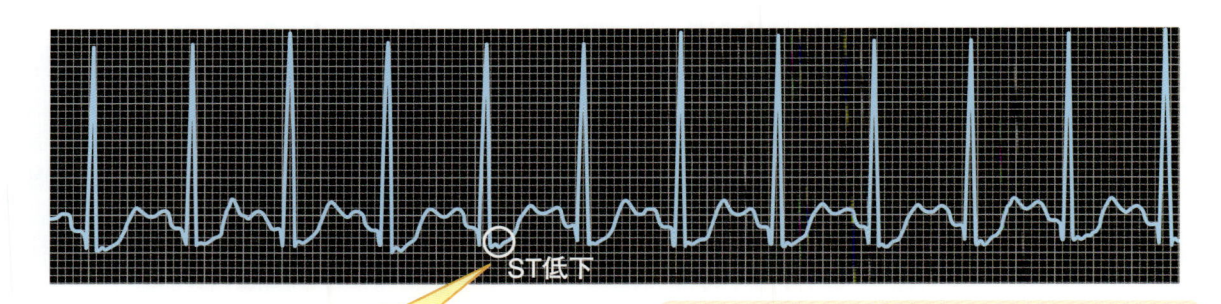

ST低下

胸痛発作とともにST低下

原因
- 発生機序により労作狭心症と安静狭心症（冠攣縮性狭心症）に，経過によって安定狭心症，不安定狭心症に分類されます．
- 労作狭心症：動脈硬化性狭窄により，冠動脈の一部の血流が障害されます．労作時に血液需要の増加に対応できずに心筋虚血を生じ，一定の労作以上になると狭心痛（胸痛，胸部圧迫感など）が出現します．
- 安静狭心症：心筋の酸素需要の増加とは関連がありません．安静時の夜間から早朝に出現することが多い狭心症です．冠動脈の一部に攣縮（過剰収縮）が起こり，一過性に狭窄することが原因です．

症状
- 胸痛，前胸部絞扼感があります．胸痛は左肩から左上肢・顎などに放散することがあります．既往に糖尿病があると自覚症状が乏しいときがあります．

治療
- 発作時には硝酸薬（ニトログリセリン舌下錠）またはスプレー噴霧をします．発作予防に硝酸薬，β遮断薬，カルシウム拮抗薬などを使用します．治療には経皮的冠動脈インターベンション（PCI），冠動脈バイパス術（CABG）．

波形の特徴
1. 陰性T波や陰性U波が出現することがあります．
2. 症状の消失とともに心電図変化は元に戻ります．
3. 発作時に必ずしも症状や心電図変化が現れるわけではないことに注意します．
4. モニター心電図の誘導は，ST変化の検出感度の高い誘導法であるV_5の波形に類似したmodified CM_5を選択します．
5. モニター心電図だけではSTの変化があるようにみえてしまうことがあります．電極シールの位置を変えずに経時的な変化でSTの変化があれば優位と考えますが，適切な評価は12誘導心電図で行います．

対応のポイント
1. 波形を記録し，症状の有無を確認して，ある場合はただちにドクターコールします．
2. 急変に備えて救急カート，除細動器を準備します．責任病変を探すために12誘導心電図を行います．

用語解説

*1 経皮的冠動脈インターベンション（percutaneus coronary intervention：PCI）
狭窄した冠動脈の拡張手術の1つ．開胸せずに狭窄部位を拡張するために大腿動脈や橈骨動脈からカテーテルを挿入し，狭窄部位を拡張する．

*2 冠動脈バイパス術（coronary artery bypass grafting：CABG）
狭窄した冠動脈に対し，剥離切除した血管を大動脈起始部から狭窄部の末梢までバイパスする手術の術式です．

2 急性心筋梗塞

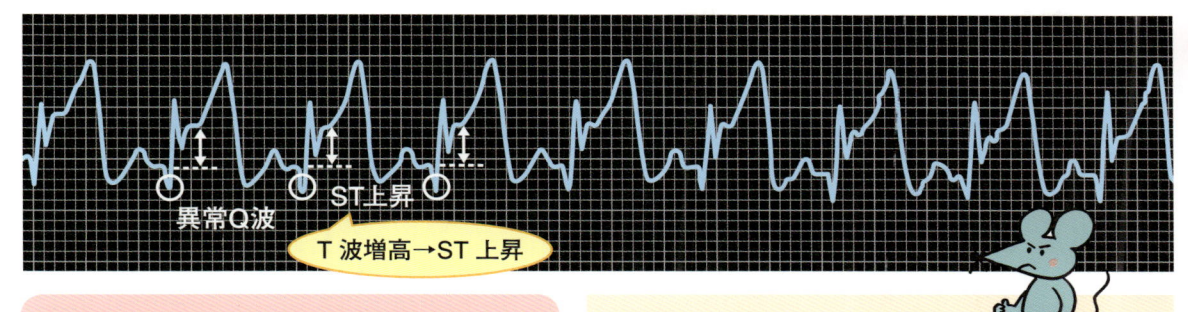

異常Q波　ST上昇
T波増高→ST上昇

原因
- 冠動脈内腔で形成・増大した動脈硬化性プラークが破綻した結果，血栓が形成され冠動脈が閉塞し，その灌流域の心筋が虚血から壊死した状態（図1）．

症状
- 30分以上持続する前胸部の締め付けられるような激痛．左肩，左上肢などに広がる放散痛．腹痛，呼吸困難，悪心・嘔吐を伴うこともある．

治療
- まずはMONAを考慮します（M：モルヒネ，O：酸素，N：ニトロ，A：バイアスピリン）．苦痛の緩和にはモルヒネ投与．経皮的冠動脈インターベンション（PCI），血栓溶解療法（IVT），冠動脈バイパス術（CABG）

波形の特徴
1. 不安定狭心症と急性心筋梗塞を急性冠症候群とよぶ．
2. 経過に伴う基本的な波形変化
   - 発症直後：T波増高で数分後にST上昇
   - 数時間後に心筋の壊死進行による異常Q波（深く幅が広い）出現
   - 1日～数日後にT波の陰性化が始まり，その後冠性T波となる．

対応のポイント
1. 波形を記録し，症状の有無を確認のうえ，ドクターコール．救急カートを準備．
2. 各種の重篤な不整脈が出現しやすい発症早期では，モニター心電図で波形変化を観察する．
3. 観察時にSTの変化が出ていない場合もあるので，波形だけで判断しないことが大切です．

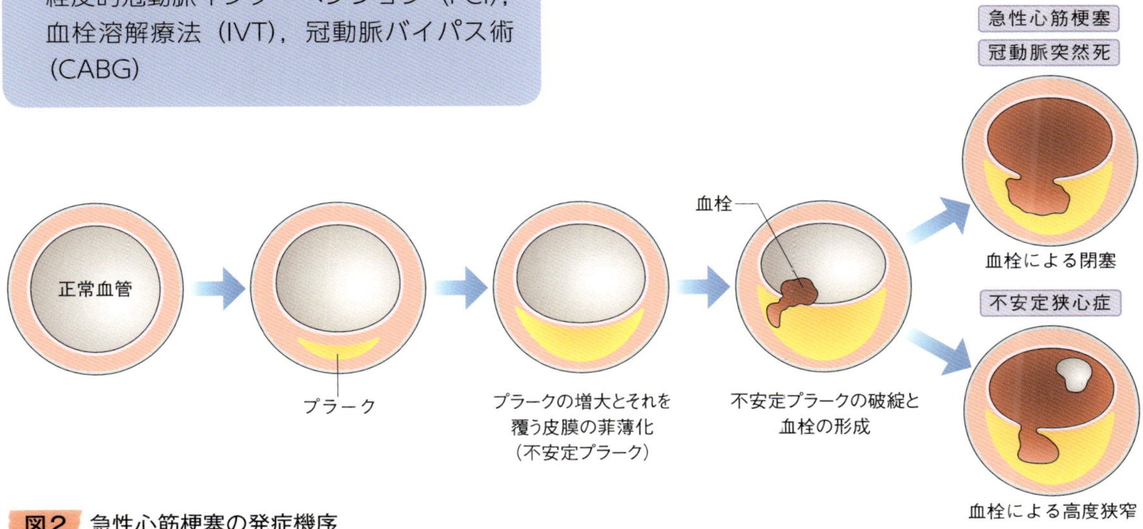

第4章　疾患に特徴的な波形

急性心筋梗塞
冠動脈突然死
血栓による閉塞

不安定狭心症
血栓による高度狭窄

正常血管 → プラーク → プラークの増大とそれを覆う皮膜の菲薄化（不安定プラーク） → 不安定プラークの破綻と血栓の形成

血栓

図2　急性心筋梗塞の発症機序
（森田功：冠動脈疾患の最新ステント治療．月刊ナーシング，25（8）：99，2005．）

3 拡張型心筋症

RR間隔不整

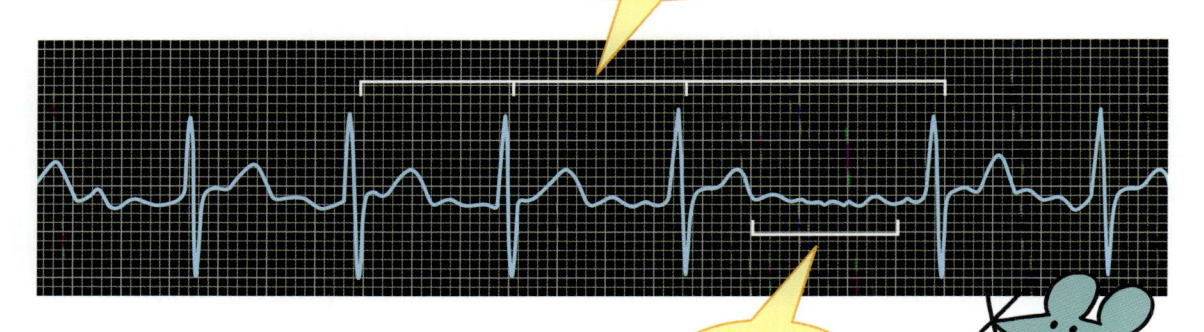

細動波

原因
- 遺伝因子やウイルス持続感染などが指摘されているが，未解明な部分が多い．

症状
- 心不全による息切れ，労作時呼吸困難感，食欲低下などのほか，動悸，失神，肺うっ血による咳嗽などがみられます．

治療
- 根本的治療はなく，心不全と不整脈への対症療法が中心です．主に薬物療法〔利尿薬，強心薬，アンジオテンシン変換酵素阻害薬（ACE）阻害薬，アンジオテンシンⅡ受容体拮抗薬（ARB），β遮断薬など〕が行われます．
- その他，抗凝固療法，外科療法（左室縮小形成術，心臓移植），心臓再同期療法（CRT）など．

◎ 波形の特徴
1. 12誘導心電図では，異常Q波（V_1〜V_3）がときに，またST-T変化が約90％にみられます．モニター心電図の役割は，拡張型心筋症から起こる不整脈をいち早く察知することです．
2. 左室あるいは両心室の収縮機能低下と心室内腔の拡張により，うっ血性心不全および心房細動や重篤心室性不整脈を起こす．

◎ 対応のポイント
1. 心房細動や重篤不整脈の合併が多いので，モニター心電図による監視を行います．
2. 不整脈が出現したら波形を記録し，鑑別のために12誘導心電図をとります．心室頻拍などの緊急性の高い不整脈がでる場合もあるため，緊急対応できるようにしておく必要がある．

用語解説

＊1 アンジオテンシン変換酵素阻害薬（ACE；angiotensin converting enzyme inhibitor）
アンジオテンシン変換酵素の活性を阻害し，アンジオテンシンⅡの生成を抑制することで降圧作用をもつ薬剤．

＊2 アンジオテンシンⅡ受容体拮抗薬（ARB；angiotensinⅡ receptor blocker）
血圧を上昇させるアンジオテンシンⅡの働きをアンジオテンシンⅡ受容体をブロックして行う降圧薬．

＊3 心臓再同期療法（CRT；cardiac resynchronization therapy）
心臓の右室だけではなく，左室側壁の心外膜にもペーシング電極を留置し，早期に左室をペーシングすることで左室の収縮効率を改善し，心不全を治療する方法．

4 高カリウム（K）血症

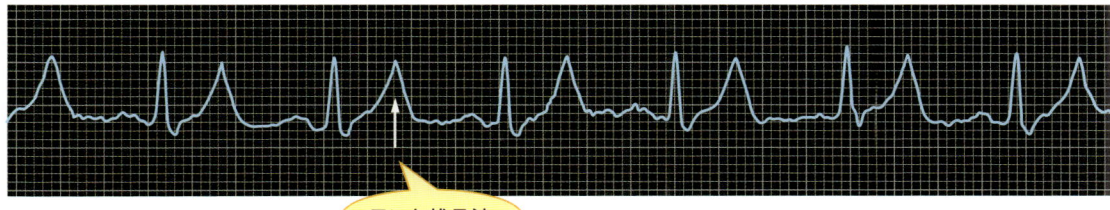

テント状T波

原因
- 腎不全，カリウム（K）の過剰摂取，代謝性アシドーシス，呼吸性アシドーシスなど

症状
- 神経筋障害（筋力低下，筋脱力感，四肢のしびれなど），消化器症状（悪心・嘔吐，下痢など），不整脈など

治療
- カルシウム製剤や，イオン交換樹脂，G-I（グルコース-インスリン）療法の経口投与，血液透析など

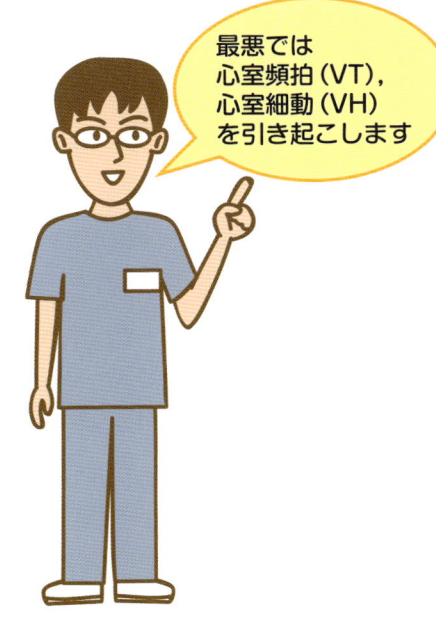

最悪では心室頻拍（VT），心室細動（VH）を引き起こします

波形の特徴

1. 血清カリウム値による心電図の変化．血清カリウム値の基準値は3.5〜5.0mEq/Lです．5.5mEq/L以上を高カリウム血症とします．
5.5〜7.0mEq/L：T波の尖鋭化（テント状T波）がはじまる．
7〜9mEq/L：心房筋の脱分極，伝導速度の低下により，P波が減高して幅が拡大，QRS波幅が拡大し，ST上昇が認められる．
9mEq/L以上：心房筋の興奮性が減弱または消失して，P波がなくなります．QRS波とT波の区別が不明瞭で，心室細動から心停止を起こします．

2. 高カリウム血症＝異常波形の出現ということではないので，波形の異常の有無で緊急性を判断しないようにします

対応のポイント

カリウムの補正，緊急対応に備える

1. T波の増高（0.5mV以上）を認めた場合，12誘導心電図を記録，ドクターコールし，必要薬品，除細動器などを準備します．
2. 電解質と治療薬にカリウムが入っているか調べる．
3. 不整脈が起こりやすいため，モニター心電図観察を継続的に行う．

第4章 疾患に特徴的な波形

5 低カリウム（K）血症

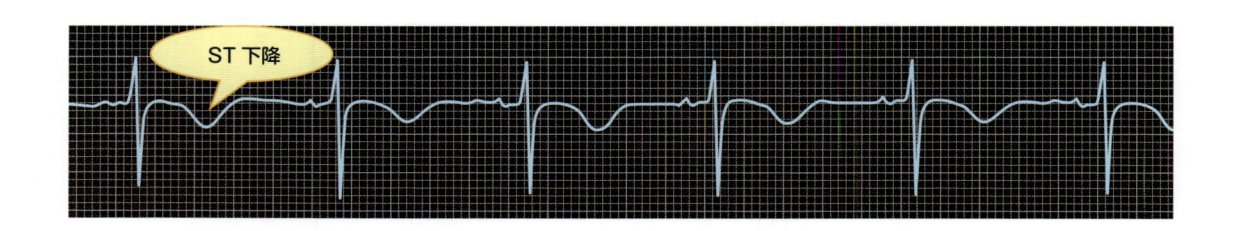

ST下降

原因
- 偏食やアルコール摂取のみによる栄養失調，拒食症などが原因になるカリウム摂取の低下，嘔吐や下痢による消化管からのカリウム喪失，利尿薬などの医原性カリウム喪失，副腎皮質の疾患（原発性アルドステロン症やクッシング症候群）によるカリウム喪失，甲状腺機能亢進症などにより，血液がアルカリ性にかたよるアルカローシスなど．

症状
- 筋力低下による脱力感，腱反射消失，下肢麻痺などの骨格筋の症状，麻痺性イレウス，悪心・嘔吐，便秘などの消化管症状，中枢神経症状：嗜眠，錯乱など）など

治療
- 原因の改善，カリウムの補給を静脈内投与では時間をかけて慎重に行います．経口摂取が可能な場合は，野菜や果物などカリウムを含む飲み物を摂取させ，加えてカリウム製剤の経口投与を行います．

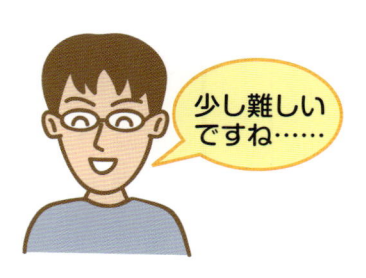

少し難しいですね……

波形の特徴

1. 血清カリウム値による心電図変化．血清カリウム値の基準値は3.5～5.0mEq/Lで，一般的には血清K値3.5mEq/L以下です．
   - 3.0mEq/L以下：U波が増高しT波とほぼ同じ高さとなる，ST下降．
   - 2.0mEq/L以下：U波高のほうがT波高より多い．T波は平坦化～陰性化します．
   - 1.5mEq/L以下：P波増高，QRS波幅の増大，T波がU波が融合して，QT時間が延長しているようにみえます．

観察・対応のポイント

1. 低K血症の症状出現時には，12誘導心電図で波形を記録し，ドクターコール．不整脈が起こりやすいので，モニター心電図で継続して監視します．
2. 電解質と下痢や嘔吐，胃管などからの排液量を確認します．
3. 輸液でカリウムの補正を行う場合には静脈注射による投与は行ってはいけません．心停止を引き起こす可能性が高くなります．持続点滴で，安全面を考え輸液ポンプなどを使用し，急速投与にならないように気をつけます．
4. 低カリウムになる場合は，マグネシウムなどの電解質も減少していることがあります．補正時には併せて投与することを考慮します．

6 高カルシウム（Ca）血症

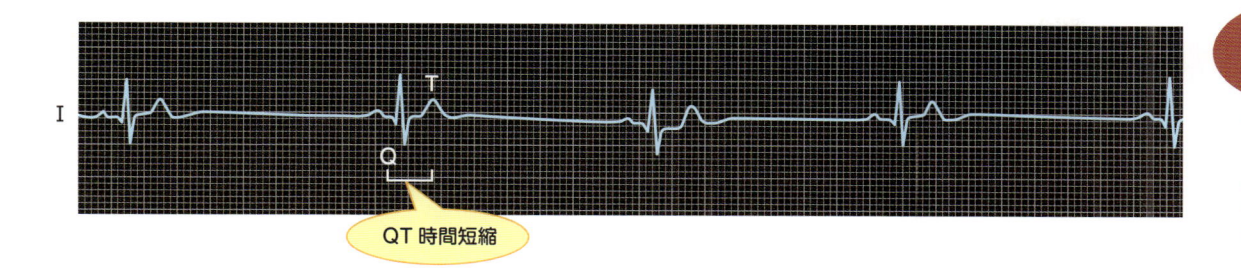

QT時間短縮

原因
- 副甲状腺ホルモン（parathyroid hormone：PTH）[*1]の過剰，悪性腫瘍，ビタミンD作用の過剰（ビタミンD中毒症，サルコイドーシス[*2]），薬物性（サイアザイド系利尿薬など），甲状腺機能亢進症，急性腎不全など．

症状
- 正常の補正血清Ca値を超えている場合（10.5mg/dL以上）をいう．
- 12mg/dL以上で食欲不振，悪心・嘔吐，多尿が出現する．
- 14mg/dL以上で中枢神経症状（倦怠感，集中力や記憶力の低下）

治療
- 生理食塩水の輸液による脱水の補正，ループ利尿薬にカルシウムの排泄促進など．

波形の特徴
1. ST部分の短縮によりQT時間が短縮される．

対応のポイント
1. 症状が出現したらQT時間短縮の有無を調べる．ジギタリス中毒や高体温でもQTは短縮することがあるため鑑別が必要です．
2. 重度になると重篤不整脈を合併することも多く，モニター心電図で継続して監視します．
3. 心電図変化は電解質補正の目安となりません．

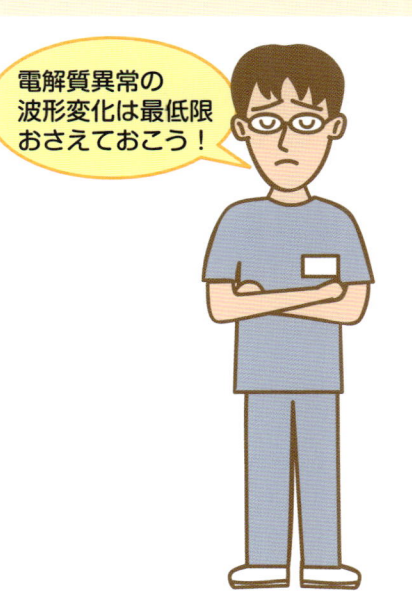

電解質異常の波形変化は最低限おさえておこう！

用語解説

＊1　副甲状腺ホルモン（PTH）
parathyroid hormone．甲状腺の背面上下に4つあるごく小さい内分泌腺（上皮小体）から分泌されるホルモン．血清カルシウム濃度の恒常性を維持する作用がある．

＊2　サルコイドーシス
全身性の肉芽腫性疾患であり，若年者と中高年，女性に好発する．リンパ流に沿ってほぼ全身の臓器がおかされる．ぶどう膜炎，皮膚サルコイド，結節性紅斑，瘢痕浸潤，不整脈と心筋病変によるポンプ機能不全などの症状がある．

7 低カルシウム (Ca) 血症

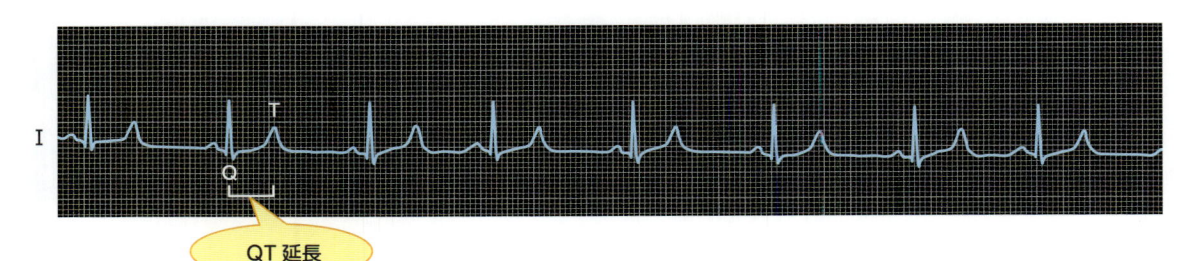

QT 延長

原因
- 甲状腺機能低下症における尿中カルシウム再吸収の低下，活性型ビタミンDの低下などによる腸や腎からのカルシウムの吸収低下，がんの骨転移などによる骨吸収の抑制・骨形成の促進，カルシウムの摂取不足，カルシウム摂取を低下される疾患（慢性腎不全，下痢，膵炎）など．

症状
- 補正血清カルシウム値 8.5mg/dL 以下の場合をいう．
- 背部および下肢の筋肉のけいれん，テタニー症状（筋痙縮），四肢末端のしびれ感，易疲労感など

治療
- グルコン酸カルシウムの静脈内投与などによるカルシウムの補正．
- 原因が特定されている場合は，その疾患の治療か薬剤の変更を行う．

波形の特徴
1. ST 部分の延長（QRS 幅は広がらない）による QT 時間の延長．

観察・対応のポイント
1. 低カルシウム血症は，心電図変化（QT 時間延長）によって気づくことが多いが，一般病棟ではほとんどみられない．なお，QT 時間の延長は，薬剤性，低カリウム血症，QT 延長症候群などでもみられる．
2. しびれやテタニーなどの症状は心筋収縮力の低下や血圧低下をあらわす．したがって意識レベル，バイタルサインを確認する．

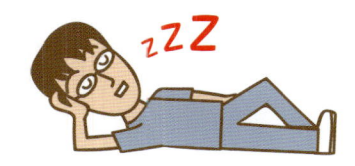

第5章

緊急時の対応

心停止につながる4つの波形
心停止発見時の対応
モニター異常時の報告の仕方

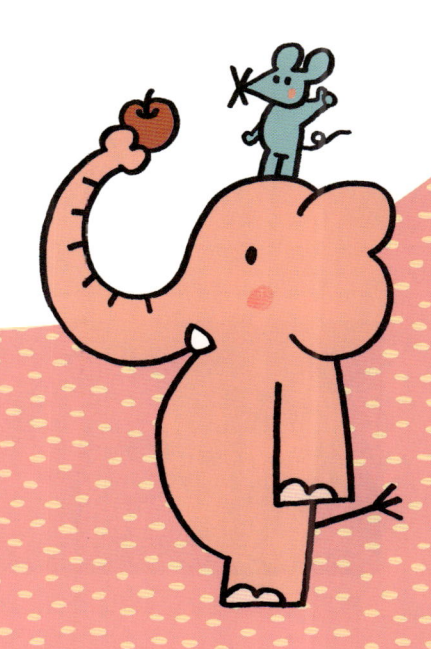

1 心停止につながる4つの波形

　心停止の心電図の調律（リズム）は4つの状態に分類されます．そして治療の側面から電気ショック適応群と非適応群にわけられます．
　これらの状態のときにはただちに周りの助けを求めてCPRを開始します．

✳ 電気ショック適応群

VF（心室細動）（図1）

　心筋が虚血などにより傷害され，無秩序な興奮を起こした状態です．
　VFの波形にはP，QRS，T波は認められず，不規則な波形です．波形の特徴として縦も横も形がバラバラになります．
　VFは早期の電気ショックが唯一の治療です．時間が経過するとともに救命することが難しくなります．AEDが使用できる状況であれば，胸骨圧迫から心肺蘇生を開始して，できるだけ早めにAEDを使用します．電気ショックが1分遅れると救命率は約10％下がると言われています．医師の到着や医師が行うマニュアル除細動器での電気ショックを待ってはいけません．

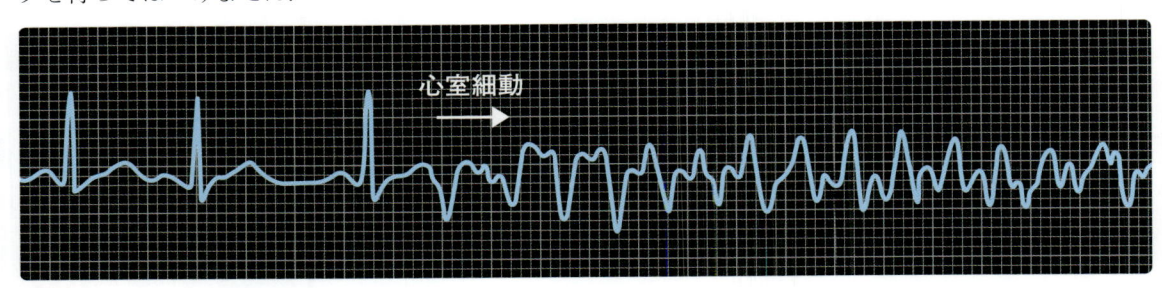

図1　VF（心室細動）

無脈性VT（無脈性心室頻拍）（図2）

　波形の特徴として縦も横も一定のノコギリの刃の様な形になります．VTには脈が触れる場合もあるため，VT＝心停止となるとは限りません．150回／分以上の場合には心停止（無脈性心室頻拍）となる可能性が高くなります．
　明らかなP波がなく，幅の広いQRS波が連続します．VFと同じように電気ショックが治療法です．

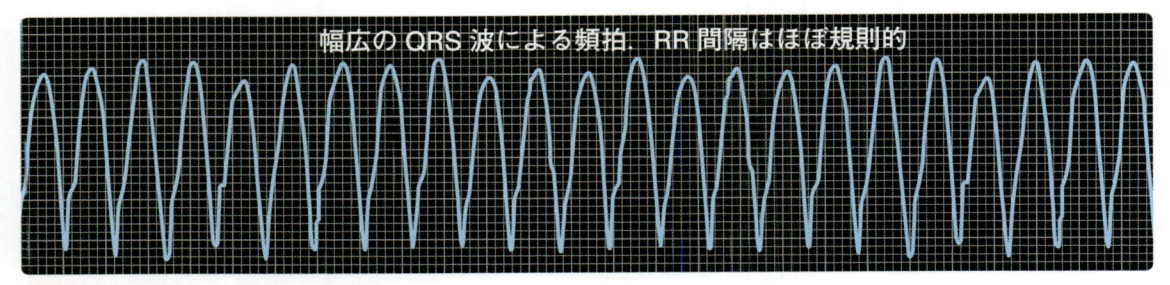

図2　無脈性VT（無脈性心室頻拍）

ここでは心停止につながる4つの波形を解説します．

⭐ 電気ショック非適応群

PEA（無脈性電気活動）（図3）

　心室細動，心室頻拍以外の波形がでていて，脈が触れない場合がPEAです．幅の広いQRSの徐脈などは予想しやすい状態ですが，通常の洞調律のような波形でもPEAとなっている場合もあります．そのため，モニター上は心電図波形が認められ，モニター画面のみの評価では「心停止ではない」とされることがあるので注意が必要です．

　電気ショックは行ってはいけません．ただちに応援要請とCPRを行い，早期に病態を把握してその原因に対して治療を行う必要があります．治療が遅れれば心静止に至ります．

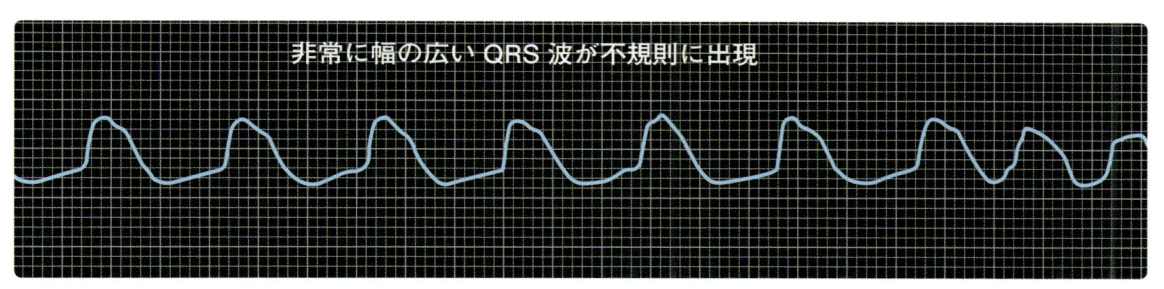

図3 PEA（無脈性電気活動）

心静止（図4）

　基線の揺れもほとんどなく，波形は平坦な直線にみえます．
　電気ショックはしてはいけません．質の高い心肺蘇生を行いながら，治療可能な原因を検索し，特定した原因を治療できれば蘇生できる可能性もあります．

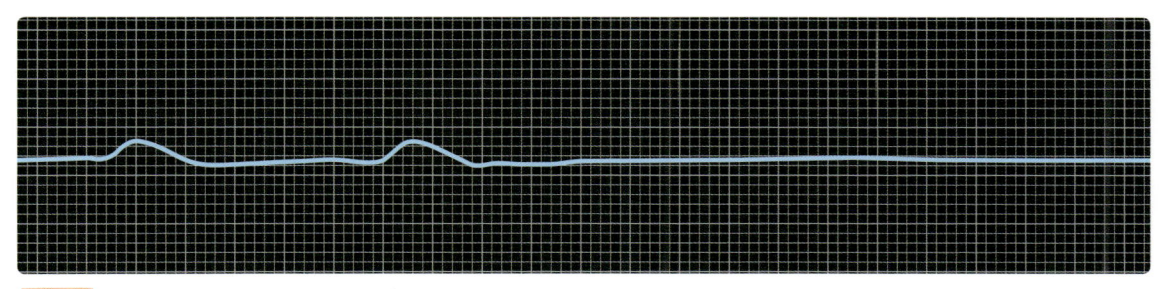

図4 心静止

2 心停止発見時の対応

★ 一次救命処置の手順

1 反応の有無の確認

患者さんの様子がおかしいと感じたら，患者さんの肩を軽くたたきながら，大きな声で呼びかけます（図1）．何らかの仕草や応答がない場合は「反応がない」と判断し，ただちに緊急通報を行います（ナースコールで応援要請する）（図2）．

2 呼吸の有無の確認

反応がなく，かつ正常な呼吸がない，または「死戦期呼吸」といわれる，しゃくりあげるような不規則な呼吸であれば，心肺蘇生法（CPR）を行う必要があります．

緊急通報による応援要請の後に，頭部後屈あご先挙上法にて，気道を確保し呼吸を確認します．気道確保の手技が難しければ気道確保にこだわる必要はありません．そのうえで胸部と腹部を俯瞰的に観察します（図3）．可能であれば呼吸を確認すると同時に，頸部の脈拍の拍動の有無を確認します（図4）．ここで呼吸と脈拍の確認に10秒以上かけないようにします．

短期間での脈拍の触知は非常に難しいため，脈拍触知は心停止の脈拍触知のエキスパートのみが行うほうがよいと思われます．こんな方法もあるため紹介しているが，筆者は一般的には推奨しません．

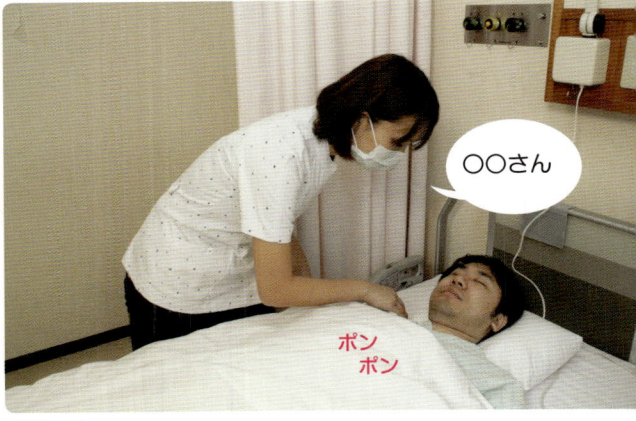

図1 肩を軽くたたきながら，大きな声で呼びかける

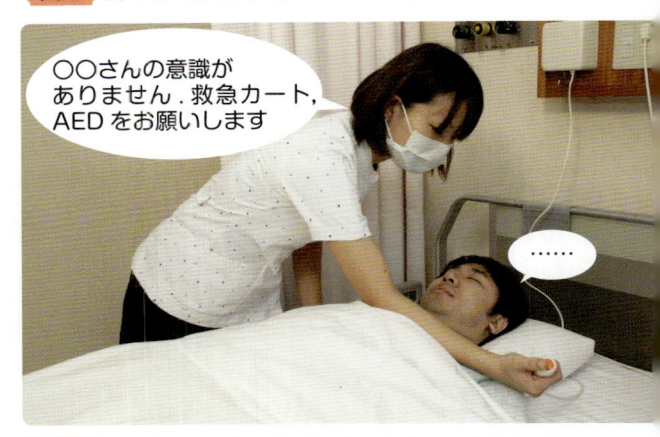

図2 「反応がない」と判断したらただちに緊急通報

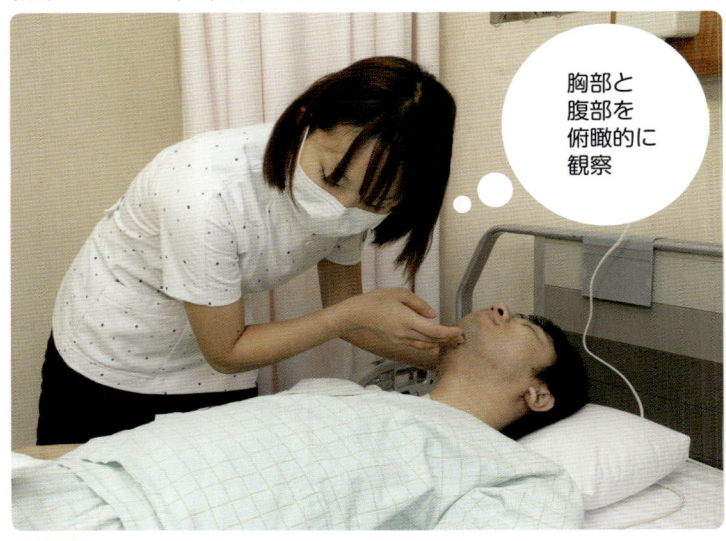

図3 頭部後屈あご先挙上法で気道確保

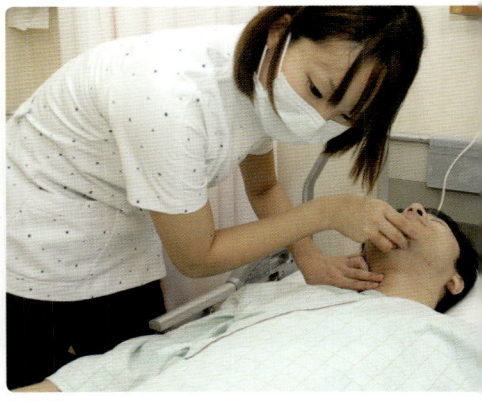

図4 蘇生のエキスパートは頸部の脈拍の拍動の有無を確認

ここでは緊急時の対応方法（心肺蘇生法）について解説します．

3 胸骨圧迫で心肺蘇生法（CPR）を開始

　胸の左右の真ん中にある胸骨の下半分を，手のひらの基部（手掌基部）をあててもう一方の手を重ねるか組んで置きます（図5）．そして，すくなくとも5cmの深さかつ100回/分のテンポで強く圧迫します（図6）．毎回の胸骨の圧迫と圧迫の間ではしっかり解除を行い（圧迫を十分に緩めること），胸壁がもとの位置にもどるようにします．

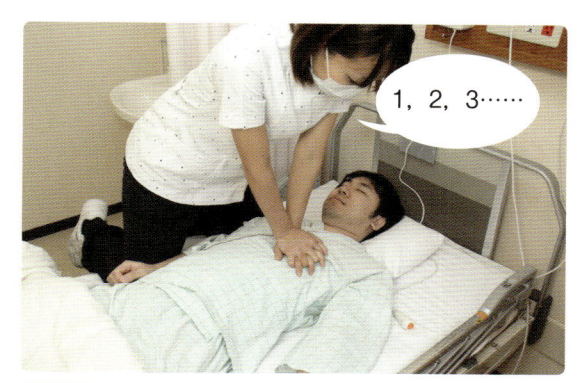

図6　胸骨圧迫を行う

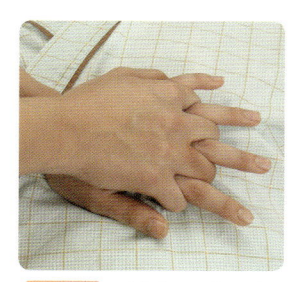

図5　圧迫する手の形

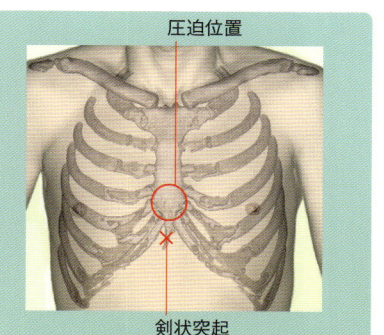

圧迫位置

剣状突起
（圧迫はしてはいけない）

胸骨圧迫位置
（写真提供：枚方市民病院・小林正直先生）

4 応援の到着（図7）

　応援が到着したら胸骨圧迫を交代してもらいます．「いち，にー，さん」などの声掛けを行って，交代による胸骨圧迫中断時間が最小になるようにします（図8）．胸骨圧迫する人の疲労による圧迫の質が低下しないように，1〜2分を目安にして，交代します．また交代に要する時間を最小限とし，胸骨圧迫中断時間を最小限にします．

　そして応援が到着して胸骨圧迫を替わってもらうまでは胸骨圧迫を継続します．

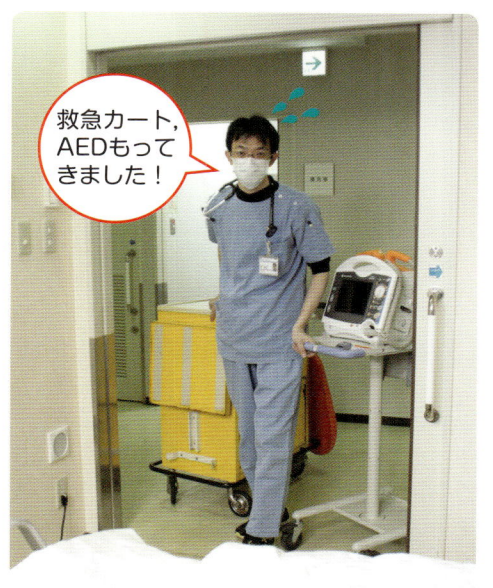

救急カート，AEDもってきました！

図7　応援の到着

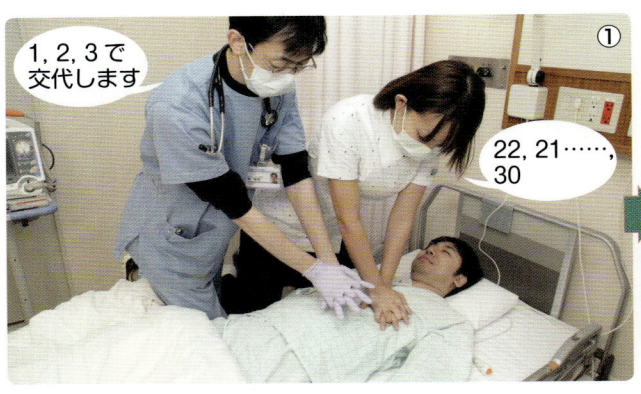

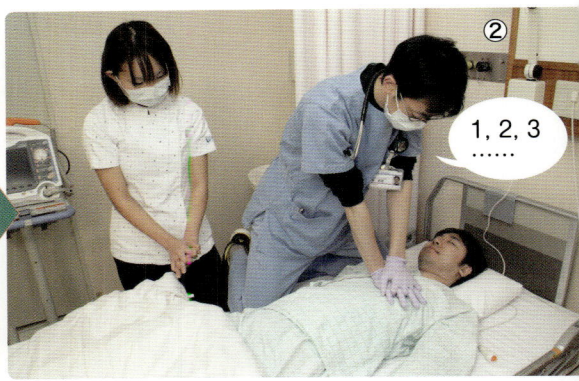

図8 胸骨圧迫の交代

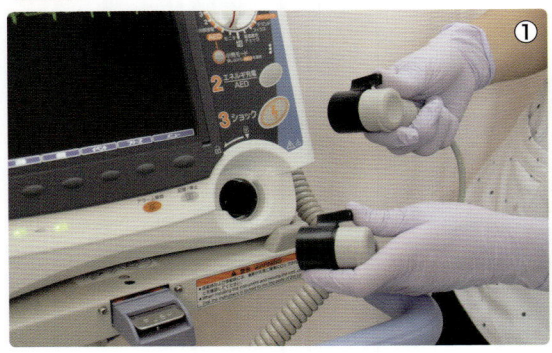

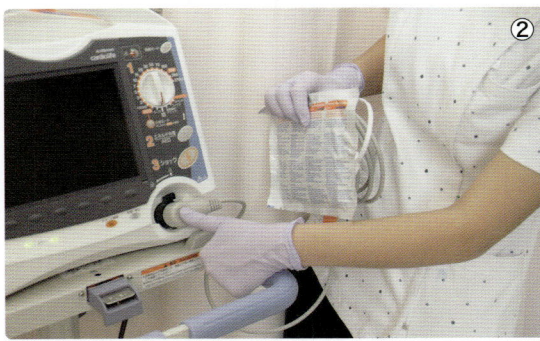

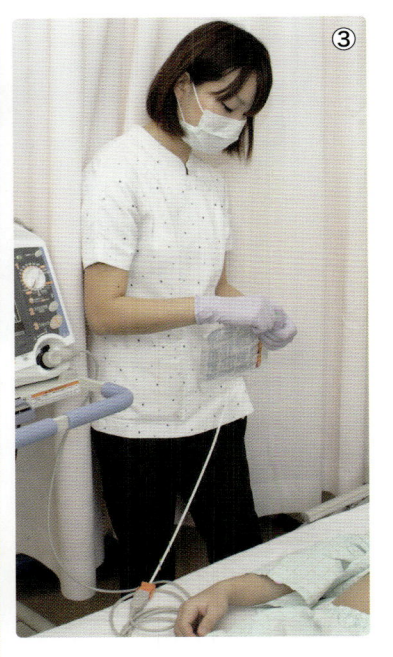

図9 電極パッドとケーブルの接続

5 除細動器の装着，心電図の波形解析と評価

ここではマニュアル除細動器をAED（automated external defibrillator：自動体外式除細動器）モードで使用する方法を解説します．多くの皆さんは日常的に蘇生を行わないものであり，看護師のみなさんはマニュアル除細動はできないため，AEDモードの手順を覚えておくとよいです．まず除細動器の電極パドルとAEDモードで使用する電極パッドをかえて，ケーブルを接続します（図9）．

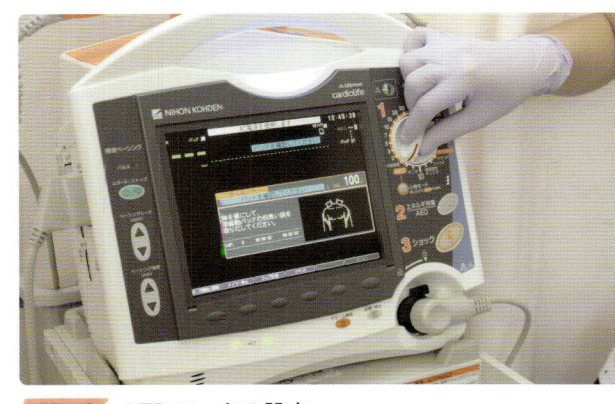

図10 AEDモードの設定

除細動器に電源を入れ，AEDモードに設定します（**図10**）．

電極パッドを患者さんの身体の左腋の下5〜8cm下と右の鎖骨のした（足側）あたりに貼り付けます（**図11**）．

除細動器のエネルギー充電／AEDボタン（解析ボタン）を押し（**図12**），電気ショックの準備をする．AEDからのメッセージに従って，患者さんから離れます．

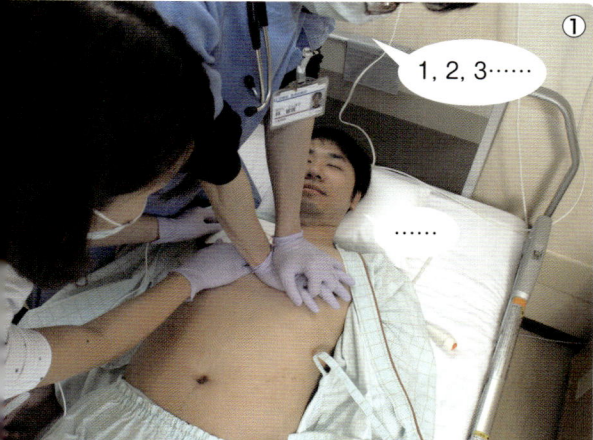

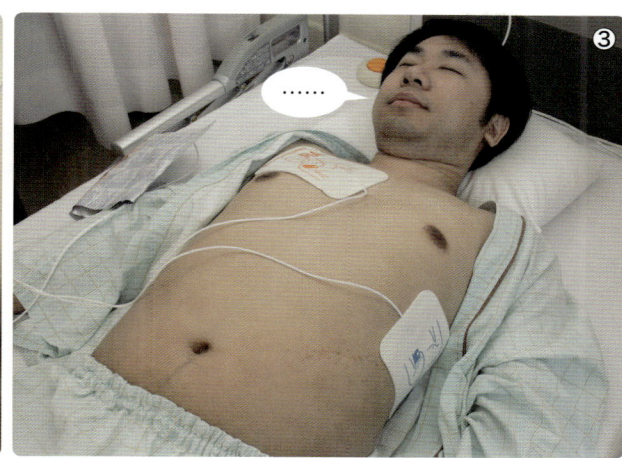

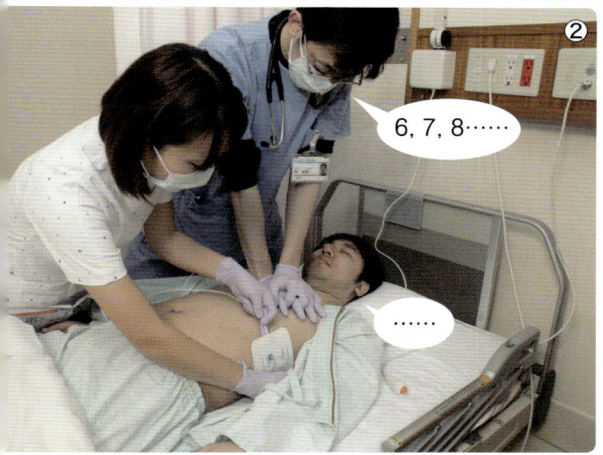

図11 電極パッドの貼り付け

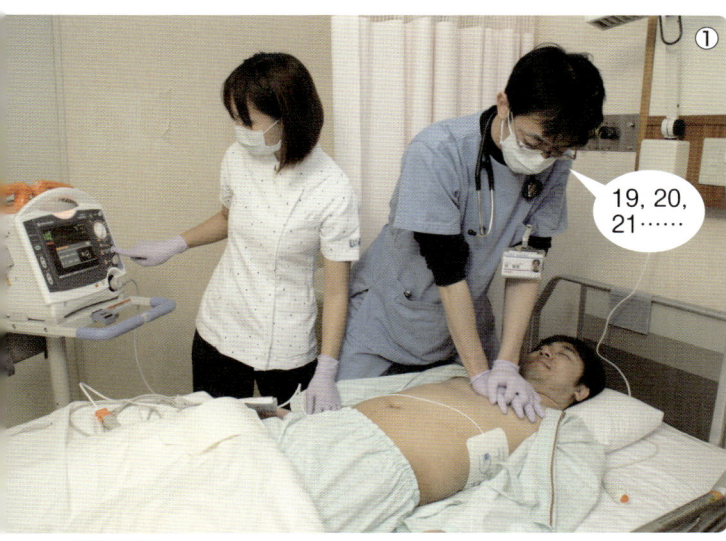

図12 除細動器のエネルギー充電／AEDボタンを押す

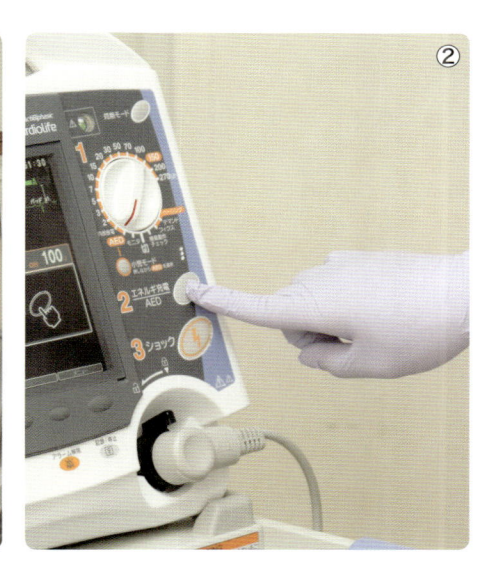

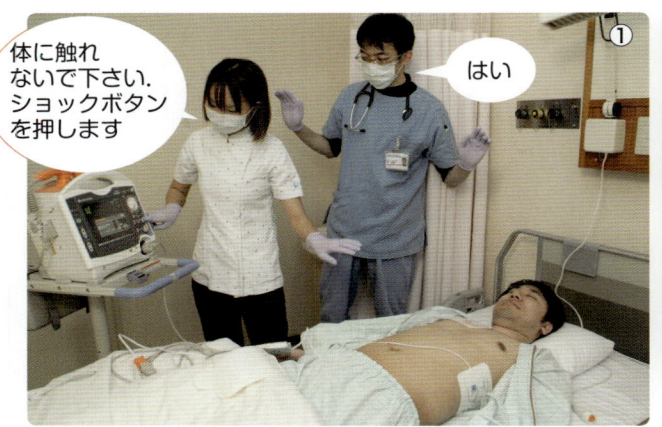

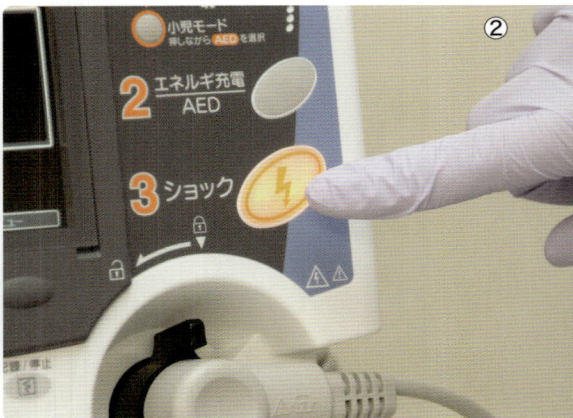

図13 充電完了後，患者さんから離れショックボタンを押す

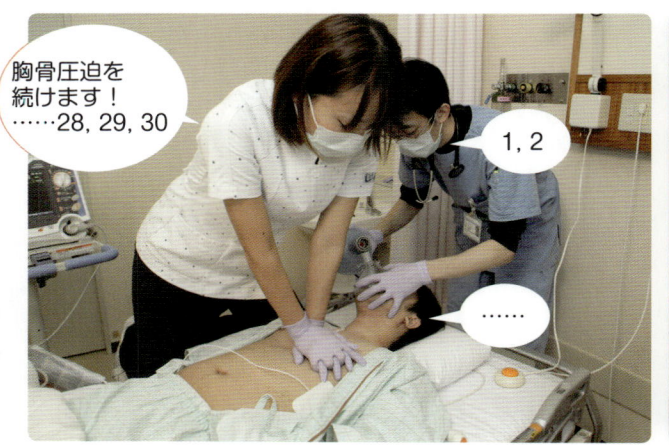

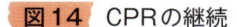

図14 CPRの継続

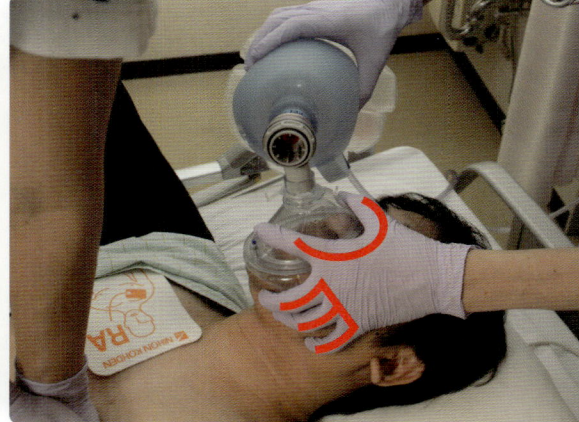

図15 バッグバルブマスクによる換気（EC法）

　充電のメッセージがあれば，充電が完了すればただちに電気ショックができるように安全確認を開始します．安全確認は自分が患者さんから離れていること，患者さん周囲で誰も患者さんに触れていないことを確認します．誰も触れていないことを確認しながら，電気ショックボタンを押します（**図13**）．電気ショック後ただちにCPRを継続します（**図14**）．胸骨圧迫と人工呼吸は気管挿管などの高度な気道確保が行なわれるまでは30：2で行います（**図15**）．

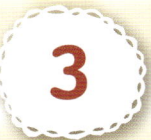

3 モニター異常時の報告の仕方

報告方法は一般的に5W1Hによる方法か「SBAR」といわれる「状況・背景・判断・提案」の4つを効果的に伝えるためのコミュニケーションツールを使います.

★ 5W1H

5W1Hとは,「誰が(Who)」「何を(What)」「いつ(When)」「どこで(Where)」「なぜ(Why)」に加えて,「どのように(How)」を指します. 表1に報告例を示します.

表1 5W1H

項目		実際の例
誰が(Who)	患者さんの名前は？	●階●号室の○○さん,△△歳,男性です. 心筋梗塞で入院3日目となっています.
何を(What)	アラームの種類は？ 患者か医療機器の原因か？	ショートラン(VPC3連発)を認める様になりましたので報告です.
いつ(When)	時間(行っていた業務は？)	15分ほど前から散見します.
どこで(Where)	病室内外？	ベッド上での安静時に出現しています.
なぜ(Why)	患者の状態や心電図の波形は？	自覚症状はとくにはありません.
どのように(How)	どのように対応,対処したか？	12誘導で確認しましたが,前の心電図と変化はないように思われます.

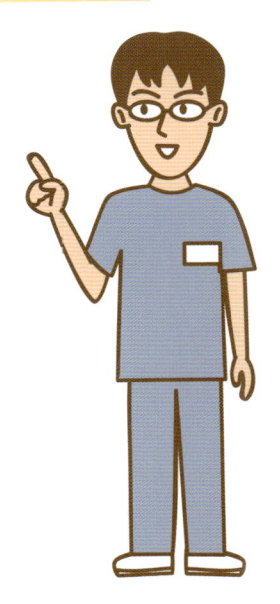

第5章 緊急時の対応

⭐ SBAR

　SBARとは，状況（患者の状態）：Situation（S），背景・経過（臨床経過）：Background（B），判断や考え（状況評価の結論）：Assesment（A），提案・依頼（提言または具体的な要望・要請）：Recommendation（R）の4つを効果的に伝えるためのコミュニケーションツールです．

　一般的な報告ときも使えますが，急変時などに使え方をこのような形式に固定することで，伝え漏れや報告も受ける側もある程度内容を予測しやすくなります．**表2**に報告例を示します．

表2 SBAR

項目		実際の例
Situation（S）	状況（患者の状態）	●階●号室の○○さん，△△歳，男性です．
Background（B）	背景・経過（臨床経過）	自覚症状はとくにはありませんが，15分前からベッド上の安静時にショートラン（VPC3連発）を認めるようになりましたので報告です． 心筋梗塞で入院3日目の方です．
Assesment（A）	判断や考え（状況評価の結論）	12誘導で確認しましたが，前の心電図と変化はないように思われます．
Recommendation（R）	提案・依頼（提言または具体的な要望・要請）	新たな虚血性変化では内容に思われますが，診察をお願いします．

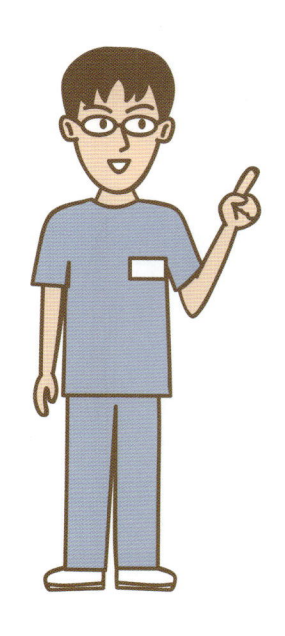

循環器・救急・蘇生にかかわる主な略語

A

A-aDO$_2$	alveolar arterial O$_2$ (oxygen gradient) difference	肺胞気－動脈血酸素分圧較差
ABP	arterial blood pressure	動脈圧
ABR	auditory brainstem response	聴性脳幹反応
A/C	assist control	補助／調節換気
AC bypass	aorto coronary bypass	大動脈冠動脈バイパス術
ACBG	aorto coronary bypass graft	大動脈冠動脈バイパス術
ACD-CPR	active compression decompression cardiopulmonary resuscitation	陽・陰圧式心肺蘇生
ACLS	advanced cardiovascular life support	二次循環救命処置
ACS	acute coronary syndrome	急性冠症候群
ADL	activities of daily living	日常生活動作
AED	automated external defibrillation	自動体外式除細動器
AF	atrial fibrillation	心房細動
AFL	atrial flutter	心房粗動
AG	anion gap	アニオンギャップ
AGML	acute gastric mucosal lesion	急性胃粘膜病変，急性出血性胃炎
AIDS	acquired immunodeficiency syndrome	エイズ，後天性免疫不全症候群
ALI	acute lung injury	急性肺傷害
ALS	advanced life support	二次救命処置
AMI	acute myocardial infarction	急性心筋梗塞
AOSC	acute obstructive suppurative cholangitis	急性閉塞性化膿性胆管炎
AP	arterial pressure	動脈圧
APC	atrial premature contraction	心房性期外収縮
API	ankle pressure index	上下肢血圧比(足関節血圧指数)
APRV	airway pressure release ventilation	気道圧開放換気
ARDS	acute respiratory distress syndrome	急性呼吸窮迫症候群
ARF	acute renal failure	急性腎不全
ARF	acute respiratory failure	急性呼吸不全
ASH	asymmetric septal hypertrophy	非対称性中隔肥大
ASO	arteriosclerosis obliterans	閉塞性動脈硬化症
ASR	aortic stenosis and regurgitation	大動脈弁狭窄－閉鎖不全
AT	atrial tachycardia	心房頻拍
ATLS	advanced trauma life support	二次救命処置(外傷治療)
ATN	acute tubular necrosis	急性尿細管壊死
A-V block	atrioventricular block	房室ブロック
AVNRT	atrioventricular nodal reentrant tachycardia	心房頻拍
AVPU	alert, verbal, painful, unresponsive	意識レベル，反応の確認：alert(清明), verbal(声による反応), painful(痛みによる反応), unresponsive(反応なし)
AVRT	atrioventricular reciprocating tachycardia	心房頻拍

B

BAL	broncho-alveolar lavage	気管支肺胞洗浄
BBB	blood brain barrier	血(液)脳関門
BCLS	basic cardiac life support	一次循環救命処置
BE	base excess	塩基過剰
BGA	blood gas analysis	動脈血ガス分析
BH	intra-His bundle	ヒス束内
BI	burn index	熱傷指数
BIPAP	biphasic positive airway pressure	吸気相・呼気相両方の陽圧
BiVAS	Biventricular Assist System	両室補助人工心臓
BLS	basic life support	一次救命処置
BP	blood pressure	血圧
BS	blood sugar	血糖

C

CABG	coronary artery bypass grafting	冠動脈バイパス術
CAG	coronary arteriography	冠動脈造影検査
CAVH	continuous arteriovenous hemofiltration	持続的動静脈血液濾過
CBF	cerebral blood flow	脳血流
CCU	coronary care unit	冠(状)動脈疾患集中治療室(病棟)
CF	cardiac failure	心不全
CHD	continuous hemodialysis	持続的血液透析
CHDF	continuous hemodiafiltration	持続的血液濾過透析
CHF	continuous hemofiltration	持続的血液濾過
CI	cardiac index	心係数，心指数
CMV	continuous mandatory ventilation	持続強制換気
CO	cardiac output	心拍出量
COPD	chronic obstructive pulmonary disease	慢性閉塞性肺疾患
CPA	cardiopulmonary arrest	心肺機能停止
CPAOA	cardiopulmonary arrest on arrival	来院時心肺機能停止
CPAP	continuous positive airway pressure	持続的気道陽圧(法)
CPB	cardiopulmonary bypass	人工心肺
CPCR	cardiopulmonary cerebral resuscitation	心肺脳蘇生(法)
CPP	cerebral perfusion pressure	脳灌流圧
CPPV	continuous positive pressure ventilation	持続的陽圧換気
CPR	cardiopulmonary resuscitation	心肺蘇生(法)
CTR	cardiothoracic ratio	心胸郭比(係数)
CVA	cerebrovascular accident	脳血管障害発作
CVD	cardiovascular disease	心(臓)血管疾患
CVP	central venous pressure	中心静脈圧
CVVH	continuous venovenous hemofiltration	持続的静静脈血液濾過

D

DDB	deep dermal burn	深部皮膚熱傷，Ⅱ度深達性熱傷
DIC	disseminated intravascular coagulation	播種性血管内凝固
DIP	drip infusion pyelography	点滴静注腎盂造影(法)
DNAR	do not attempt resuscitation	蘇生を試みるな
DOA	dead (death) on arrival	来院時心肺停止(来院時死亡)
DTICH	delayed traumatic intracerebral hematoma	遅発性外傷性脳内血腫

E

EB	epidermal burn	表皮熱傷，Ⅰ度熱傷
ECC	emergency cardiac care	緊急心疾患(心臓)治療

ECF	extra cellular fluid	細胞外液	IPPV	intermittent positive pressure ventilation	間欠的陽圧換気(法)
ECG	electrocardiogram	心電図	IRDS	infantile respiratory distress syndrome	乳幼児呼吸窮迫症候群
ECL	extra corporeal lung assist	体外式肺補助	IVH	intravenous hyperalimentation	中心静脈栄養(法), 高カロリー輸液
ECM	external cardiac massage	体外心マッサージ	IVR	interventional radiology	インターベンショナルラジオロジィ
ECMO	extracorporeal membrane oxygenation	膜型人工肺体外循環	IVT	intravenous thrombolysis	経静脈的血栓溶解療法
ECS	Emergency Coma Scale	エマージェンシー・コーマ・スケール	iv-tPA	intravenous tissue-type plasminogen activator	経静脈的組織プラスミノゲンアクチベータ投与（経静脈的血栓溶解療法：IVT）
ECUM	extracorporeal ultrafiltration method	体外限外濾過療法			
ED	emergency departmente	救急部			
EF	ejection fraction	左室駆出分画			
EGTA	esophageal gastric tube airway	食道胃管式エアウェイ, 食道閉鎖式エアウェイ			

J

JCS	Japan Coma Scale	ジャパン・コーマスケール, 3－3－9度方式

EMD	electromechanical dissociation	電導収縮解離
EN	enteral nutrition	経腸栄養(法)
ENBD	endoscopic naso-biliary drainage	内視鏡的経鼻胆道ドレナージ
EOA	esophageal obturator airway	食道閉鎖式エアウェイ
ER	emergency room	救急室
ERCP	endoscopic retrograde cholangiopancreatography	内視鏡的逆行性胆管－膵管造影
ERT	emergency room thoracotomy	緊急室開胸術
ETCO₂	end tidal CO₂	呼気終末二酸化炭素濃度
EVL	endoscopic variceal ligation	内視鏡的静脈瘤結紮術

L

LAD	left anterior descendence	左前下行枝
LBBB	left bundle branch block	左脚ブロック
LCX	left circumflex artery	左回旋枝
LMT	left main trunk	左冠動脈主幹部
LVAS	left ventricular assist system	左室補助人工心臓

M

MAP	mannitol-adenine-phosphate solution	血液輸血
MET	medical emergency team	緊急医療チーム
MOF	multiple organ (system) failure	多臓器不全, 多臓器障害
MRSA	Methicillin resistant Staphylococcus aureus	メチシリン耐性黄色ブドウ球菌

F

FB	full thickness burn	Ⅲ度熱傷
FIO₂	fractional concentration of O₂ inspired gas	吸入(気)酸素濃度
FRC	functional residual capacity	機能的残気量
FUO	fever of unknown origin	不明熱

N

NIV	non－invasive ventilation	非侵襲的換気法
NPPV	non-invasive positive pressure ventilation	非侵襲的陽圧換気法
NRDS	neonatal respiratory distress syndrome	新生児呼吸窮迫症候群

G

GCS	Glasgow Coma Scale	グラスゴー・コーマ・スケール
G-CSF	granulocyte-colony-stimulating factor	顆粒球コロニー刺激因子
GI	glucose insulin(treatment)	グルコース－インスリン療法
GVHD	graft-versus-host disease	移植片対宿主病
Gy	gray	吸収線量, グレイ

O

OMI	old myocardial infarction	陳旧性心筋梗塞

P

PA	pulmonary artery	肺動脈
PAC	premature atrial contraction	心房性期外収縮
PaCO₂	arterial carbon dioxide tension	動脈血二酸化炭素分圧
PACO₂	alveolar carbon dioxide tension	肺胞二酸化炭素分圧
PAF	paroxysmal atrial fibrillation	発作性心房細動
PaO₂	arterial oxygen tension	動脈血酸素分圧
PAO₂	alveolar oxygen tension	肺胞気酸素分圧
PAP	pulmonary arterial pressure	肺動脈圧
PAT	paroxysmal atrial tachycardia	発作性心房性頻脈(頻拍)
PAWP	pulmonary arterial wedge pressure	肺動脈楔入圧
PCI	percutaneous coronary intervention	経皮的冠動脈インターベンション
PCPS	percutaneous cardio pulmonary support	経皮的心肺補助装置
PCV	pressure controlled ventilation	従圧式換気

H

HD	hemodialysis	血液透析
HDF	hemodiafiltration	血液濾過透析
HF	hemofiltration	血液濾過
HLR	heart lung ratio	心肺係数
HME	heat and moisture exchanger	人工鼻
HR	heart rate	心拍数
HV	His-ventricular	ヒス束下

I

IABP	intraaortic balloon pumping	大動脈内バルンパンピング
ICH	intracerebral hematoma	脳内血腫
ICP	intracranial pressure	頭蓋内圧
ICU	intensive care unit	集中治療室
IIP	idiopathic interstitial pneumonia	特発性間質性肺炎
IMV	intermittent mandatory ventilation	間欠的強制換気

PCWP	pulmonary capillary wedge pressure	肺動脈楔入圧
PD	peritoneal dialysis	腹膜透析
PEA	pulseless electrical activity	無脈性電気活動
PEEP	positive end-expiratory pressure	呼気終末(時)陽圧
PETCO$_2$	end-tidal carbon dioxide tension	呼気終末二酸化炭素分圧
PN	parenteral nutrition	静脈栄養法
PR	pulse rate	脈拍数
PRVC	pressure regulated volume control ventilation	従量式強制換気
PS	pressure support	圧補助
PSV	pressure support ventilation	圧支持換気
PSVT	paroxysmal supraventricular tachycardia	発作性上室性頻拍
PTCA	percutaneous transluminal coronary angioplasty	経皮経管の冠(動脈)形成(術)
PTCD	percutaneous transhepatic cholangiole drainage	経皮経肝の胆道ドレナージ
PTCR	percutaneous transluminal coronary recanalization	経皮的冠動脈再開療法, 経皮的冠動脈内血栓溶解療法
PTD	preventable trauma death	防ぎうる外傷死
PTGBD	percutaneous transluminal gallbladder drainage	経皮経管胆嚢ドレナージ
PTSD	post-traumatic stress disorder	心的外傷後ストレス障害(反応)
PVC	premature ventricular contraction	心室性期外収縮
P$\bar{v}$CO$_2$	mixed venous carbon dioxide pressure	混合静脈血二酸化炭素分圧
P$\bar{v}$O$_2$	mixed venous O$_2$ pressure	混合静脈血酸素分圧
PVT	paroxysmal ventricular tachycardia	発作性心室性頻拍
PWP	pulmonary wedge pressure	肺動脈楔入圧

Q

Q	volume of blood	血流量

R

RBBB	right bundle branch block	右脚ブロック
RCA	right coronary artery	右冠動脈
RCU	respiratory care unit	重症呼吸(障害者)集中治療部
RDS	respiratory distress syndrome	呼吸窮迫(困難)症候群
RMI	recent myocardial infarction	亜急性心筋梗塞
Rq	residual quotient	残遺係数
RQ	respiratory quotient	呼吸商
RV	right ventricle	右室
RVAS	right ventricular assist system	右室補助人工心臓

S

SA block	sino-atrial block	洞房ブロック
SAH	subarachnoid hemorrhage	クモ膜下出血
SaO$_2$	oxygen saturation of arterial blood	動脈血酸素飽和度
SAS	sleep apnea syndrome	睡眠時無呼吸症候群
SCU	stroke care unit	脳卒中集中治療室
SDB	superficial dermal burn	浅層皮膚熱傷, II度浅達性熱傷
SIADH	syndrome of inappropriate secretion of ADH (antidiuretic hormone)	ADH不適合分泌症候群
SIDS	sudden infant death syndrome	乳児突然死症候群
SIMV	synchronized intermittent mandatory ventilation	同期的間欠的強制換気
SIRS	systemic inflammatory response syndrome	全身性炎症反応症候群
SjO$_2$	oxygen saturation of jugular vein	頸静脈血酸素飽和度
SLE	systemic lupus erythematosus	全身性エリテマトーデス
SNRT	sinus node reentrant tachycardia	洞結節回帰性頻拍
SpO$_2$	oxygen saturation of peripheral artery	末梢動脈血酸素飽和度, パルスオキシメータ表示酸素飽和度
SSS	sick sinus syndrome	洞不全症候群
S$\bar{v}$O$_2$	oxygen saturation of mixed-venous blood	混合静脈血酸素飽和度
SVPC	supraventricular premature contraction	上室性期外収縮
SVR	systemic vascular resistance	体血管抵抗
SVT	supraventricular tachycardia	上室性頻拍

T

TAE	transcatheter arterial embolization	経カテーテル動脈塞栓術
TIA	transient ischemic attack	一過性虚血発作
TMP	transmembrane pressure	膜間圧力差
Torr(torr)	Torricelli	トール(圧力のSI単位)
t-PA	tissue plasminogen activator	組織プラスミノゲン活性化酵素
TPN	total parenteral nutrition	完全静脈栄養
TV	tidal volume	1回換気(呼吸)量
TVR	total vascular resistance	全血管抵抗

V

V	ventilatory volume	換気量
VAB	veno-arterial bypass	静・動脈バイパス
VAD	ventricular assist device	補助人工心臓
VAP	ventilator associated pneumonia	人工呼吸器関連肺炎
VAS	ventricular assist system	補助人工心臓システム
VC	vital capacity	肺活量
VCV	vume controll ventilation	量制御換気(従量式換気)
VF	ventricular fibrillation	心室細動
VILI(VALI)	ventilator-induced lung injury (ventilator-associated lung injury)	人工呼吸器惹起性肺障害
VPC	ventricular premature contraction	心室性期外収縮
VT	ventricular tachycardia	心室性頻拍
Vt	tidal volume	1回換気量

W

WPW	Wolff-Parkinson-White	ウルフ・パーキンソン・ホワイト

INDEX

欧文

2:1 伝導	34
4:1 伝導	34
AAI	56
ACE 阻害薬	62
AED	72
AF	34
AH	44
——ブロック	43
ARB	62
asystole	50
AT	32
automated external defibrillator	72
AVNRT	32
AVRT	32
BH	42,44
——ブロック	43
BLS	38
CABG	60,61
CMS 誘導	11
COPD	31
CPR	70
——の継続	74
CRT	62
DDD	56,58
digitalis intoxication	53
EC 法	74
F 波	30,34
G-I 療法	63
HV	42,44
HV ブロック	43
IABP	39
IVT	61
LBBB	45
Lown 分類	37
M_2 誘導	11
NASA 誘導	11
NBG コード	56
P' 波	28,29
PAT with block	53
PCI	60,61
PCPS	39
PEA	47,50,69
PP 間隔一定	43
PP 間隔延長	26
PP 間隔の延長	24
P-P 時間	17
PQ 時間	22
PQ 時間一定	42
PQ 時間延長	41
PQ 時間短縮	48
PQ 時間の延長	40
PSVT	32
PTH	65
pulseless electrical activity	47
PVC	36
P 波	17,22,35
——間隔	44
——消失	25,26,30,34
——不明瞭	32
QRS 間隔	17
QRS 波	17,22,47
——間隔	44
——脱落	29,41,42,43
——の異常	51
——の連発	38
——幅延長	48
——幅広	28,35
QTC	51
QT 延長	66
QT 間隔延長	38
QT 時間短縮	65
RBBB	46
RR 間	34
RR 間隔不規則	30
RR 間隔不整	62
R-R 時間	17
rsR' 波	46
SBAR	75
sinus rhythm	22
SNRT	32
Spo_2	20
SpO_2 モニター	6,20
ST-T 型	53
ST 下降	64
ST 上昇	52,61
ST 低下	60
TdP	51
torsades de points	51
T 波	17
T 波増高	61
ventricular escape beat	35
ventricular fibrillation	39
VF	13,39,68
VPC	13
VT	38
VVI	56,57
Wolff-Parkinson-White syndrome	32
WPW 症候群	32,48

あ 行

アーチファクト	54
——混入	9
——の対策	9
——の波形	9
赤の電極	10
アドレナリン	50
アラーム対応	12
アラームの種類	12
Arrest	13
アンジオテンシン II 型受容体	62
アンジオテンシン変換酵素性阻害薬	62
安静狭心症	60
息ごらえ	33
一次救命処置の手順	70
I 度房室ブロック	40
ウェンケバッハ型	40,41
ウォルフ・パーキンソン・ホワイト症候群	48
右脚	16
——ブロック	46
——ブロック様 QRS 波	52
右心室	16
永続性心房細動	31

か 行

回帰性心房頻拍	32
拡張型心筋症	62
眼球圧迫	25,33
完全房室ブロック	44
冠動脈バイパス術	60,61
間入性心室性期外収縮	36
冠攣縮性狭心症	60
黄色の電極	10
急性心筋梗塞	61
——の発生機序	61
胸骨圧迫位置	71
狭心症	60
記録用紙	19
緊急時の装着位置	7
グルコース-インスリン療法	63
警戒アラーム	12
頸動脈洞マッサージ	25,33
経皮的冠動脈インターベンション	60,61
経皮的心肺補助	39
血圧	20
血栓溶解療法	61
剣状突起	71
ケント束	48
高カリウム血症	63
高カルシウム血症	65
甲状腺機能低下症	66
高度房室ブロック	43
交流障害	55
交流波	55
Coved 型	52
呼吸数	20
呼吸性不整脈	24
呼吸による変動	55
呼吸パターン	20
5W1H	75
孤立性心房細動	31

さ 行

細動波	62
左脚	16
——前枝	16
——ブロック	44,45
——分枝ブロック	45
鎖骨遠位端	7
鎖骨中線	7
左心室	16
saddle back 型	52
左右脚	17
サルコイドーシス	65
III 度房室ブロック	40,44
ジギタリス中毒	53
資源伝導系	16
持続性心房細動	31
自動体外式除細動器	72
しびれ	66
受信機の装着	6
小結節	45
上室性期外収縮	27
——の多発	27
——の連発	27
——変行伝導	28
除細動器の装着	72
徐脈性不整脈疾患	35
心原性脳塞栓症	31
心室細動	13,39,68
——の発生機序	39
心室性期外収縮	13,36
——の危険度	37

——の特徴	37	——休止期	36	**は 行**		房室ブロック	43
——の発生機序	36	体動	54	バッグバルブマスク	74	モービッツⅡ型	40
——の分類	36	大動脈バルンパンピング	39	幅広い QRS 波	36,38	補充収縮	24
心室内変行伝導	30	注意アラーム	12	幅広い R 波	44	補充収縮	44
心室頻拍	38	低カリウム血症	64	幅広い R 波	45	補正 QT 時間	51
——の発生機序	38	低カルシウム血症	66	歯磨き VT	55	ぽっくり病	52
心室ペーシング	56	テタニー	66	早い P 波	27	発作性上室性頻拍	32,53
心室補充収縮	35	デルタ波	48	ヒス束	16,42,44	発作性心房細動	31
心静止	50,69	電気刺激	56	——下	42,44	盆状低下	53
心臓再同期療法	62	電気ショック適応群	68	——内	42,44	**ま 行**	
心臓の興奮	18	電気ショック非適応群	69	非代償性	28	マニュアル除細動	72
心臓の電気信号	16	電極シール	2	左肋骨弓	7	慢性心房細動	31
心停止アラーム	13,68	——貼り付ける位置	5	必要物品	2	慢性閉塞性肺疾患	31
心停止発見時の対応	70	電極装着後のノイズ	9	非伝導性上質性期外収縮	29	緑色の電極	10
心電図の記録	19	電極装着の手順	4	標準肢誘導	5	脈拍数の計算法	19
心電図の波形解析	72	電極と誘導の関係	10	深い S 波	45	無症候型ブルガダ症候群	52
心電図波形	16,20	電極の装着	2	副甲状腺ホルモン	65	無脈性 VT	68
心肺蘇生法	70	伝導比率	34	副伝導路	48	無脈性心室頻拍	68
心拍数	19,20	テント状 T 波	63	不整脈アラーム	12,13	無脈性電気活動	47,50,69
心拍数アラーム	13	洞結節	16,17	物品の準備	2	迷走神経刺激法	33
心房細動の分類	31	洞結節回帰性頻拍	32	プルキンエ繊維	16,17	迷走神経の緊張	25
心房・心室ペーシング	56	洞性徐脈	24	ペースメーカー心電図	57,58	モービッツⅠ型	40
心房粗動	34	洞性不整脈	24	ペースメーカー治療	56	——波形	41
——の興奮旋回路	34	洞停止	25,29	ペースメーカーの作動様式	56	モニターの確認	8
心房ペーシング	56	——の PP 間隔	25	ペースメーカーの装着図	56	モニターの見方	20
スパイク	57	頭部後屈あご先挙上法	70	ベッドサイドモニター	2,8	モビッツⅠ型	26
正常洞調律	18,22	洞房ブロック	26	ヘミブロック	45	モビッツⅡ型	26,42
接触不良	54	洞房ブロック	29	報告方法	75	**や 行**	
前胸部絞扼感	60	トルサード・ド・ポアンツ	38,51	房室回帰性頻拍	32	夜間突然死症候群	52
セントラルモニター	3,8	——型心室頻拍	38	房室解離	44	誘導の設定	8,11
送信機	2	**な 行**		房室結節	16	**ら 行**	
送信機を入れる袋	2	Ⅱ度房室ブロック	40,41,42,43	房室結節回帰性頻拍	32	リード線	2
た 行		脳塞栓症	30	房室結節内	44	リード線のチェック	10
代償性	28	ノッチ	45	房室接合部性補充収縮	24	労作狭心症	60

はじめてでもやさしい
モニター心電図
装着の手順から波形の読み方まで

2014年 7月 5日	初 版	第1刷発行
2015年 6月25日	初 版	第2刷発行

著 者	林　敏雅 はやし　としまさ
発行人	影山　博之
編集人	向井　直人
発行所	株式会社 学研メディカル秀潤社 〒141-8414　東京都品川区西五反田 2-11-8
発売元	株式会社 学研マーケティング 〒141-8415　東京都品川区西五反田 2-11-8
印刷所	株式会社リーブルテック
製本所	本村製本株式会社

この本に関する各種お問い合わせ先
【電話の場合】
● 編集内容については Tel 03-6431-1237（編集部）
● 在庫，不良品（落丁，乱丁）については Tel 03-6431-1234（営業部）
【文書の場合】
● 〒141-8418　東京都品川区西五反田 2-11-8
　学研お客様センター『はじめてでもやさしい モニター心電図』係

©T.Hayashi　2014　Printed in Japan
● ハジメテデモヤサシイモニターシンデンズソウチャクノテジュンカラハケイノ
ヨミカタマデ
本書の無断転載，複製，複写（コピー），翻訳を禁じます．
本書に掲載する著作物の複製権・翻訳権・上映権・譲渡権・公衆送信権（送信可能化権を含む）
は株式会社学研メディカル秀潤社が管理します．
本書を代行業者等の第三者に依頼してスキャンやデジタル化することは，たとえ個人や
家庭内の利用であっても，著作権法上，認められておりません．

[JCOPY] 〈（社）出版者著作権管理機構委託出版物〉
本書の無断複写は著作権法上での例外を除き禁じられています．複写される場合は，その
つど事前に，（社）出版者著作権管理機構（電話 03-3513-6969，FAX 03-3513-6979，e-mail：
info@jcopy.or.jp）の許諾を得てください．

本書に記載されている内容は，出版時の最新情報に基づくとともに，臨床例をも
とに正確かつ普遍化すべく，著者，編者，監修者，編集委員ならびに出版社それぞ
れが最善の努力をしております．しかし，本書の記載内容によりトラブルや損害，
不測の事故等が生じた場合，著者，編者，監修者，編集委員ならびに出版社は，そ
の責を負いかねます．
また，本書に記載されている医薬品や機器等の使用にあたっては，常に最新の各々
の添付文書や取り扱い説明書を参照のうえ，適応や使用方法等をご確認ください．
株式会社 学研メディカル秀潤社